Neugier aufs Dessert

Impulse für Großeltern

Neugier aufs Dessert

Impulse für Großeltern

Marianne und Reinhard Kopp

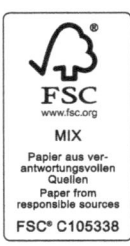

Bibliografische Information der Deutschen Nationalbibliothek:
Die Deutsche Nationalbibliothek verzeichnet diese Publikation in der Deutschen
Nationalbibliografie; detaillierte bibliografische Daten sind im Internet über
http://dnb.dnb.de abrufbar.

Titelbild: Marianne Kopp

Edition GroßelternAkademie

Herstellung und Verlag: BoD – Books on Demand, Norderstedt

ISBN: 978-3-75199731-7

Inhaltsverzeichnis

NEUGIER AUFS DESSERT

Enkelkinder sind der Nachtisch des Lebens.
Königin Silvia von Schweden

Als wir erfuhren, dass wir Großeltern werden, war unsere Freude riesig. Wir lieben Kinder, deswegen haben wir immer eine große Familie gewollt. Großelternschaft als Krönung unseres Familienlebens, so hatten wir es uns erträumt. Gleich wollten wir mit den Vorbereitungen beginnen, uns einlesen in entsprechende Bücher. Leider fanden wir in der Ratgeberliteratur herzlich wenig über dieses Thema, weshalb wir Großeltern in unserm Umfeld befragten: Was macht eine Oma, ein Opa? Wozu sind Großeltern da? Allseitiges Achselzucken war die Antwort. Sie wussten, was zu tun war, konnten es aber nicht konkret in Worte fassen. Jemand flüsterte uns zu, dass schenken, schlucken und schweigen das Beste wäre und Zeit zu haben.

Das war's dann schon an Weisheiten.

Uns genügte das nicht. So suchten wir weiter, lasen themenverwandte Bücher, informierten uns im Internet, hielten Augen und Ohren offen. Schließlich waren da Impulse in Hülle und Fülle, so viele, dass wir nicht mehr aufhören mögen. Inzwischen berichten Zeitungen über unsere Arbeit, haben wir Radio- und Fernsehinterviews gegeben, sind im Internet unterwegs und publizieren in der *Edition GroßelternAkademie* solche Ratgeber, wie wir sie anfangs gerne gehabt hätten. Großeltern zu sein ist ein Abenteuer, die Belohnung für vorangegangene Lebensmühen. Oder was meinen Sie?

WER HAT GROßELTERN ERFUNDEN?

Wenn ich gewusst hätte, wie viel Spaß Enkelkinder machen, hätte ich die zuerst bekommen.

Wer hat uns eigentlich erfunden oder anders gefragt: Seit wann gibt es Großeltern? Antwort: Noch nicht so lange. Großeltern wurden erst mit dem Entstehen der Kindheit gebraucht – und das ist nur etwas über zweihundert Jahre her.

Es handelt sich hier um die Entwicklung zweier Generationen: der Großeltern- und der Enkelgeneration. Den Kindern gestand man endlich eine eigene Entwicklungsphase zu, und den Alten den Ruhestand. Ruheständler hatten Zeit. Da bot es sich an, bei der Aufzucht der Enkel mitzuhelfen, wobei der berühmte Generationenkonflikt nicht lange auf sich warten ließ. Wie weit dürfen sich Großeltern einmischen, kann man sie unbeschränkt gewähren lassen? Diese Fragen sind so alt, wie die Großelternrolle. Schon immer hielten junge Menschen die ältere Generation für rückständig und nicht auf dem Laufenden. So entstand nach und nach das Rollenbild der Großeltern: liebevoll, gütig, anständig, duldsam, nachgiebig und defensiv. Manipulierbare alte Menschen, dunkel gekleidet und hilfsbedürftig.

Die heile Familienwelt bestand damals aus Großeltern, Eltern und Enkeln. Zelebriert wurde dieses Modell vor allem bei Festen. Es ist die Zeit, in der sich Weihnachten zum zentralen Jahresfest entwickelt. Das Feiern von Kindergeburtstagen geht ebenfalls auf diese Zeit zurück. Eine Wiederverheiratung älterer Männer oder Frauen war ein Affront. Bis zum Ende des Zweiten Weltkrieges lebten Großeltern die Rolle als unselbstständige, abhängige Menschen, Rente hin oder her.

Seit Mitte des letzten Jahrhunderts befinden wir uns in der Phase der Individualisierung. Wir Älteren erfreuen uns eines gewissen Wohlstands, haben mehr Freizeit, leben in einem Sozialstaat und bestimmen unsere Lebensentwürfe selbst. Ein Wertewandel hat eingesetzt, in dem traditionelle Normen wie Ordnung, Leistung und Pflichterfüllung von Selbstentfaltung, Selbstverwirklichung und Autonomie abgelöst wurden.

Wir Großeltern des 21. Jahrhunderts haben die einmalige Chance, in nie dagewesener gesundheitlicher Verfassung einen langjährigen Ruhestand genießen zu dürfen. Finanziell unabhängig, gut gebildet und ausgebildet sind wir nicht mehr die hilflosen Alten wie vor knapp dreihundert Jahren. Das eröffnet Perspektiven und verlangt von jedem Großvater, jeder Großmutter einen Lebensentwurf für das Älterwerden. Jetzt heißt es, die rechte Balance zwischen persönlicher Freiheit und Familienverpflichtung zu finden. Wer mit permanenter Abwesenheit glänzt, muss sich nicht wundern, wenn die Enkel Oma oder Opa die kalte Schulter zeigen, sich ihnen gegenüber verhalten, als seien sie Fremde.

Auch wenn sich heutzutage Großeltern nicht selbstverständlich als gratis Haushaltshilfe oder Hausmeister einspannen lassen, wäre ein totaler Rückzug eine totale Katastrophe – für alle Generationen. Jede Generation darf lernen, ausgewogen mit Hilfserwartung- und Bereitschaft umzugehen. Die Eltern, wie die Großeltern – ihr Umgang miteinander ist wegweisend für das Leben der Enkel. Behalten Sie Ihre Selbstständigkeit, solange es möglich ist, doch zieren Sie sich nicht unnötig, wenn es darum geht, einmal einen eigenen Termin um der Enkelfamilie willen zu canceln. Dann profitieren beide Seiten.

ZUSCHAUEN WILL GELERNT SEIN

*An den Vorfahren kann man nichts ändern, aber man kann mitbestimmen,
was aus den Nachkommen wird.*
François de La Rochefoucauld

Wir sind keine fußballbegeisterte Familie und doch werden wir uns
bald am Rande eines Spielfeldes wiederfinden, denn unsere Enkel sind
aus der Art geschlagen. Begeistert absolvieren sie ihr wöchentliches
Training und haben uns zur Anwesenheit verpflichtet, sobald die Spiele
im Freien stattfinden. Und das, obwohl wir null Ahnung vom Fußball
haben. Unsere Kenntnis über die schönste Nebensache der Welt können wir so zusammenfassen: der Spieler muss Tore schießen. Was ein
Abseits ist – keine Ahnung, warum ein Elfmeter gegeben wird – wir
wissen es nicht. Wir müssen es wohl mit Jean-Paul Sartre halten, der
gesagt hat: Bei einem Fußballspiel verkompliziert sich allerdings alles
durch die Anwesenheit der gegnerischen Mannschaft.
Zwei Mannschaften, die nach Regeln, die sich uns bisher nicht er-
schlossen haben, darum kämpfen, das Runde ins Eckige zu bringen –
das ist Fußball für uns. Sicher können wir auf Verständnis hoffen,
wenn wir bekennen, bei einer Fußballübertragung weiterzuzappen. Bei
Nachrichtensendungen, die sich ausgiebig der Bundesliga widmen,
üben wir uns in Ignoranz. Käme der Wetterbericht vor dem Sportteil,
wir wüssten, was wir täten, der Fernbedienung sei Dank!
Großelternschaft hat was mit Fußball zu tun. Sehen Sie es so: auf dem
Spielfeld spielen jetzt andere. Wenn wir Großeltern überhaupt noch
eine Funktion haben, dann die des Zuschauers. Wenn wir den Trainer-
posten bekleiden, dann höchsten für die Jugendmannschaft, sprich, für
die Enkel. Unsere Kinder sind erwachsene Menschen, die sich ihre
Leitbilder und Trainer selbst aussuchen, hier haben wir uns rauszuhal-
ten. Aber für die Enkelgeneration können wir in mancherlei Hinsicht
hilfreich wirken.

Wer meint, auf der Zuschauerbank zu versauern, ist selbst schuld. Der echte Fußballfan feuert seine Mannschaft an, steht zu ihr, macht sich stark für seine Favoriten, in guten und in Abstiegszeiten. Das unterscheidet ihn vom gemeinen Zuschauer, der auf dem Rang hockt, alles besser weiß und dies auch lautstark bekundet und wenn es da unten auf dem Rasen nicht optimal läuft, missmutig und wütend das Stadion verlässt.

Großeltern, die nur zur Enkelfamilie halten, wenn es dort rund läuft, oder sagen wir es drastischer, nach ihrer, der Großeltern Nase, sind wenig hilfreich. In guten, wie in schlechten Zeiten, egal, was vorgefallen ist – rechte Großeltern stehen zu ihrer Familie. Sie loben oder trösten, sie bauen auf und sind zur Stelle. Um im Fußballbild zu bleiben: Nichtaktive haben andere Aufgaben, als Tore zu schießen, zu stürmen oder zu verteidigen. Damit so ein Fußballspiel überhaupt stattfinden kann, ist ein großer logistischer Aufwand nötig. Nicht jeder, der sich im Fußballverein engagiert, ist ein Spieler. Es muss auch jemanden geben, der die Trikots wäscht.

Das gilt genauso für die Familie. Wir sind nicht mehr unmittelbar am Ball und dennoch gefragt. Wenn wir bereit sind, außerhalb der aktiven Laufbahn unsern Platz einzunehmen, werden es uns die Enkel danken. Und für ihre Eltern sind solche Großeltern ein echter Schatz.

Mit unseren Enkeln ist bei uns das Ende der Verweigerung gekommen. Es hilft nichts, wir müssen zum Fußball, uns zu den begeisterten Zuschauern am Spielfeld stellen. Und wir werden uns nicht verhalten wie Sonntagabend zur Tagesschauzeit, wenn die Bundesligatabelle verlesen wird. Wir werden gebraucht zum Anfeuern, Beglückwünschen oder Trösten. Oma und Opa als größte Fans! Wer weiß, vielleicht begreifen wir eines Tages doch noch, worum es auf dem Fußballrasen geht?

GLORIFIZIERTER RÜCKBLICK

Am Regenbogen muss man nicht Wäsche aufhängen wollen.
Friedrich Hebbel

Obwohl ich über einen Wäschetrockner verfüge, hänge ich meine Wäsche am liebsten nach draußen. Sobald der Wetterbericht einen sonnigen, trockenen Tag verheißt, suche ich zusammen, was in die Waschmaschine kann: Sofadecke, Gardinen, Wintermützen, Kissenbezüge, und, und, und. Es belebt meine Sinne, wenn ich Bettwäsche, Blusen, Hemden und anderes im Wind flattern sehe. Diesen Frischeduft ersetzt mir kein Weichspüler.

Ich kenne die Zeiten, wo man Wäsche im Waschkessel kochte, von Hand auswrang und auf die Leine wuchtete. Ein Schrank frischer Wäsche war gleichbedeutend mit Sauberkeit, Fleiß und Ordnung. Irgendwie steckt mir das noch in den Knochen.

Früher war der sogenannte *Waschtag* ein Tag der Schwerstarbeit. Aller vier bis sechs Wochen konnte jeder Mieter das Waschhaus für zwei bis drei Tage nutzen. Waschbrett und Kernseife gehörten zum Equipment, wundgeschrubbte Hände inbegriffen. Auf den Waschtag folgte das Bügeln oder der Gang zur Wäschemangel.

Mit dem Einzug der Waschmaschinen in unsere Wohnungen verwaisten die Waschhäuser, blieben die Waschkessel ungenutzt. Ums Wäschewaschen wird nicht mehr viel Aufhebens gemacht. Man füttert die Maschine nebenbei, stopft die ausgeschleuderte Wäsche anschließend in den elektrischen Trockner. Oder die Maschine erledigt beides, für die Enkelgeneration eine Selbstverständlichkeit und darum nicht der Rede wert. Und wenn mal alle T-Shirts durchgeschwitzt in der Schmutzwäsche liegen, holen sie sich im Laden ein Dreierpack neue. Beneidenswert.

Die Gewichtungen sind heute anders: Essen muss nicht zwangsläufig gekocht werden. An jeder Ecke gibt es Fastfood Restaurants oder daheim eine Mikrowelle, mit der sich ein Fertigessen innerhalb von Minuten in ein Menü verwandeln lässt.

Ist die junge Generation deswegen verschwenderischer, gedankenloser oder gar faul? Nein, ist sie nicht, auch wenn sie ohne *Lenorgewissen* aufwachsen. Wir müssen ja auch nicht mehr zum Brunnen laufen, wenn wir Wasser wollen, im Gegensatz zu unseren Vorfahren.

Unser Alltag vereinfacht sich ständig. Die Enkel unserer Enkel werden sich vermutlich über unsere Tablets und Handys amüsieren und unsere primitiven Kühlschränke, die nicht mal in der Lage waren Bestellungen zu tätigen.

Statt mit Wäschewaschen sind unsere Enkel beschäftigt, den medialen Anschluss nicht zu verpassen. Ich gönne ihnen die Erleichterung des Alltags von Herzen. Ich gönne ihnen diesen Individualismus. Individualismus kann ein Segen sein, alles scheint machbar.

Dass solche Lebensweise Gefahren birgt, ist klar.

Da kommen wir Großeltern ins Spiel. Aber bitte nicht mit der früher-war-alles-besser-Masche, auch nicht mit rückwärtsgewandten Belehrungen, sondern mit tätiger Hilfe und aktivem Beistand. Was hindert uns, Enkel und Kinder ständig zu ermutigen? Warum setzten wir die Vorteile der modernen Zeit nicht ins rechte Licht, jedoch ohne erhobenen Zeigefinger und sind da, wenn Hilfe gebraucht wird?

ALLTAGSHELDEN

Es ist wunderbar, gebraucht zu werden – mit der richtigen Einstellung gelingt das.
Miriam Stoppard

Kita-Streik und kein Ende. Plötzlich singen die Medien ein Loblied auf die Großeltern. Wie wichtig wir doch momentan seien, nicht zu unterschätzen unsere Rolle und nicht hoch genug zu loben. Sie haben alle Recht. Denn wer jetzt auf die Hilfe von Großeltern zurückgreifen kann, hat einen Hauptgewinn. Wohin mit dem Nachwuchs, wenn die Arbeit ruft, der Kindergarten aber nicht arbeitet?

Es gibt Großeltern, die mehr gezwungen, als freiwillig solche Dienste übernehmen, nur einspringen, wenn es nicht anders geht, sich sonst aber gerne raushalten, weil sie ein Eigenleben haben.

Es gibt auch das andere Extrem, Großeltern, die sich ungefragt reindrängen, sich unentbehrlich machen wollen. Die sich scheinbar selbstlos zum Wohl der andern opfern.

Eine dritte Gruppe nicht zu vergessen, Großeltern, die sich immer kümmern, die sofort ihre eigenen Pläne hintanstellen, wenn die Enkelfamilie ruft. Die die geplante Kaffeefahrt sausen lassen oder den Kurzurlaub mit dem Kegelklub und schleunigst herbeieilen, wenn Not am Mann ist. Die es ihren Kindern (zu) leicht machen, wenn es um Zeitplanung geht, weil sie ja stets verfügbar sind, klaglos und selbstlos.

In allen drei Fällen lautet unser Rat: Vergessen Sie über Ihren Aufgaben nicht den wichtigsten Menschen, nämlich sich selbst!

Wann waren Sie das letzte Mal beim Arzt? Wann haben Sie den letzten Gesundheitscheck machen lassen? Ist die Stärke der Brillengläser noch ausreichend oder kann schon mal passieren, dass sie Kloreiniger und Badezusatz verwechseln? Hören Sie noch gut oder haben Sie unlängst das hupende Auto gar nicht mitbekommen? Wäre vielleicht mal eine Kur angebracht?

Ist Ihre Friseurkundenkarte bereits verfallen, haben Sie schon mal einen Fußpflegesalon von innen gesehen? Das Klassentreffen, der Kaffeeklatsch mit Ihren Bekannten – haben Sie teilgenommen oder wurden Sie jedes Mal in letzter Minute davon abgehalten, weil das Enkelkind Bauchweh hatte?

Wann haben Sie sich ein schickes Kleidungsstück gegönnt, einen Volkshochschulkurs besucht oder waren verreist?

Großeltern dürfen ein eigenes Leben haben. Wenn auch nicht nach dem Motto: Rentner haben niemals Zeit. Darum ist Ausgewogenheit in allen Lebensbereichen gefragt. Wer seinen Lebensinhalt darin sucht, sich durch viele Hilfeleistungen an die Enkelfamilie zu hängen, muss schleunigst umdenken. Eine Portion gesunder Egoismus schadet dabei gewiss nicht. Das ist kein mieser Charakterzug, sondern ein vernünftiges Maß Selbstwertgefühl. Und davon können Großeltern eine Menge vertragen. Nicht, um sich selbst in den Mittelpunkt zu stellen, sondern um achtbare Selbstständigkeit zu zeigen.

Dann werden wir in Zeiten wie diesen, wenn die Erzieherinnen statt sich mit unsern Enkeln zu beschäftigen, um mehr Anerkennung und Lohn streiken müssen, selbstverständlich volle Kraft voraus für den Nachwuchs da sein. Wenn sich aber die Wogen wieder geglättet haben, der Streik beendet ist und alles seinen Gang geht, können wir uns getrost zurückziehen, vielleicht mal ins Schwimmbad gehen oder in den Park. Ohne das merkwürdige Gefühl, die Kinder kämen ohne uns nicht zurecht. Und wenn schon, na und? Wir sind auch Menschen.

WILLKOMMENE UNTERBRECHUNG

Eine Großmutter hat immer Zeit für dich, wenn der Rest der Welt beschäftigt ist.
G. Sanders

Wie sich kaum einer Gedanken übers Atmen macht oder den Wechsel von Tag und Nacht, haben viele Großmütter noch nie über ihre Rolle nachgedacht. Sie sind Oma und gut. Manche wurden vielleicht ungeplant Mutter, hatten es hingenommen und ihr Leben entsprechend eingerichtet, mit dem Großmuttersein halten sie es nicht anders. Andere tragen ihre Enkelkinder wie Trophäen vor sich her, reißen sich darum und drängen die Mütter an den Rand. Beides sehe ich mit Befremden und Argwohn. Dadurch werden ungesunde Abhängigkeiten geschaffen und falsche Erwartungen geweckt. So eine Großmutter möchte ich nicht sein.

Man möge mich nicht falsch verstehen, ich war eine Vollblutmutter, um jedem meiner vier Kinder gerecht zu werden. Auch fühlte ich eine gewisse Befriedigung, als ich mein erstes Enkelkind in den Armen halten durfte. Doch war ich schon immer weit davon entfernt, Kinder und Enkel als den alleinigen Sinn des Lebens anzusehen. Unser Nachwuchs war sehr hilfreich, meine Bestimmung, meine Stärken und Schwächen zu erkennen, ohne Frage. Es gab auch in meinem Leben viele Jahre, in denen ich und meine Bedürfnisse völlig in den Hintergrund getreten waren, als die Kinder meine, bzw. unsere (das Gleiche gilt auch für den Vater), Zeit voll für sich beanspruchten. Doch haben wir darüber nicht unsere eigenen Wünsche aus den Augen verloren. Kaum war unser Nachwuchs flügge, nahmen wir den Faden wieder auf.

Ich bin öfter unterwegs, halte Seminare oder sitze am Computer und arbeite, dann möchte ich nicht gestört werden. Der Großvater ist auch nicht immer abkömmlich. Es hat was mit Respekt zu tun, wenn ich mir verbitte, der Notnagel meiner Kinder zu sein, also ohne Absprache die Enkel aufgedrückt zu kriegen, als ob ich nichts anderes zu tun hätte und dafür sogar noch dankbar sein müsste. Diese Sache haben wir eindeutig geregelt.

Meine eigene Zeit ist mir heilig und, so habe ich es mir fest vorgenommen, sie soll es auch bleiben. Natürlich lasse auch ich alles stehen und liegen, wenn eines der Kleinen plötzlich krank wird, nehme es dann in Pflege, damit Mama nicht an ihrem Arbeitsplatz fehlt. Keine Regel ohne Ausnahme.

Doch neulich, ich saß schon geraume Zeit am Computer und jede Störung war unerhört lästig, klingelte es. Draußen stand meine Lotti, schaute mit ihren großen Augen zu mir auf und fragte mit ihrem hellen Stimmchen: Oma, hast du Zeit für mich? Weißt du, heute mag ich nämlich nicht zum Fußball, ich möchte viel lieber bei dir bleiben.

Wer kann so einer kleinen Person schon widerstehen? Vorsätze hin oder her, natürlich hatte ich Zeit für sie. Allen Absprachen und der Arbeit zum Trotz. Denn wenn ich mir jetzt nicht die Zeit nehme, werde ich das später bereuen. So eine Gelegenheit lässt sich nicht mehr nachholen. Wir beide hatten einen wunderbaren Nachmittag miteinander. Da bin ich dann doch wieder ganz Großmutter.

EREIGNISREICHES LEBEN

Der Mensch hat dreierlei Wege klug zu handeln: durch Nachdenken ist der edelste, durch Nachahmen der einfachste, durch Erfahrung der bitterste.
Konfuzius

Das Leben besteht aus einer Abfolge von Ereignissen, aus alltäglichen, normalen und außergewöhnlichen, schönen oder traurigen. Es gibt Ereignisse, die brennen sich für alle Zeit ins Gedächtnis. Selten erinnern wir uns differenziert, meistens werden Pauschalurteile gefällt: alles toll oder alles mies. Und gerade unsere Großmütter zeigten uns drastisch, wie die Vergangenheit sich automatisch rosarot einfärbte, wenn sie mit verklärtem Blick von der *guten alten Zeit* sprachen. Meine Großmutter gab ihre besten Jahre für zwei Weltkriege dran, der letzte Weltkrieg kostete sie zwei ihrer drei Söhne. Nein, die Kriege wollte sie nicht wieder erleben, aber das andere, vertraute Leben hätte sie dann doch gerne gegen die Annehmlichkeiten des Stadtlebens eingetauscht, gegen die Hektik und den Lärm. Sie lebte stets rückwärtsgewandt, war unbrauchbar für die Gegenwart und uns allen manchmal eine Last. Die vergangenen Jahre hingen wie Gewichte an ihr und hinderten sie am Weiterleben. Sie schleppte viel mit sich herum, als sie über neunzigjährig starb.

Ich bin dankbar, dass wir von den Kriegslasten jener Generation verschont geblieben sind.

Sind es auch keine Bombennächte, die unser Leben beeinflussen, so sind Vorkommnisse wie Prüfungsangst, Wohnortwechsel, Jobunsicherheit u.v.m. gravierende Ereignisse, die unser Leben bestimmen und bestimmten. Wir haben die Schulzeit abgeschlossen, einen Beruf erlernt, studiert, stecken mitten im Arbeitsleben oder haben es hinter uns gebracht und genießen unser Rentnerdasein. Unser Leben besteht aus einer Abfolge von Ereignissen und Zeitabschnitten. Eines unserer Enkelkinder beendet dieser Tage seine Kindergartenzeit und kommt in die Schule. Ein erster Lebensabschnitt endet damit. Weitere werden folgen. Wer weiß, wie viel davon wir begleiten dürfen. Noch lässt das Ende eines Abschnitts hoffnungsvoll und voller Sehnsucht auf den nächsten schauen: Nach dem Kindergarten kommt die Schule, danach die Uni oder Lehre. Alles Stufen auf der Leiter zum Erwachsenwerden. Endlich, groß, selbstständig, Herr über das eigene Leben, Lebensgestalter. Das hat doch etwas von einem Allmachtsgefühl, alles liegt dem Betreffenden oder der Betreffenden zu Füßen, sie brauchen nur auszuwählen aus den Angeboten, die das Leben für sie bereithält.

Ja, ja, lächeln wir weise, wenn ihr wüsstet...

Die Unwägbarkeiten sind es, die diese wohlgeplante Abfolge solcher Lebensabschnitte durcheinanderbringen: die Familie zerbricht, der Vater verliert den sicher geglaubten Job, jemand wird schwer krank oder vergeigt eine Prüfung, der Studienplatz löst sich in Luft auf, mit der gewünschten Ausbildung ist es Asche. Wer von uns kann nicht davon ein Lied singen, wie die sorgsam berechnete Algebra des Lebens dann vorne und hinten nicht mehr stimmt. Lebensabschnitte erfordern deswegen nicht nur Aktion, sondern auch Reaktion und die oft unvermittelt.

Wir Großeltern haben unsere Erfahrungen inzwischen gemacht und wissen nur zu gut, dass es nicht zwingend logisch ist, wenn nach dem Kindergarten auch die Schule folgt. Wir wissen, dass es heute gar nicht normal ist, nach dem Ende der Ausbildung ins Berufsleben zu wechseln. Wir haben begriffen, dass Familienglück kein automatisches Erwachsenenrecht ist.

Wir wissen von Krankheit, Unglück und Tod. Wir wissen aber auch von Glück und unverdienten guten Wendungen des Lebens. Wir haben erkannt, dass unsere Lebensabschnitte nicht einem blinden Zufallsprinzip unterworfen waren und sind, sondern dass es eines aktiven, verantwortungsvollen Zutuns bedurfte, alles in die rechten Bahnen zu lenken. Wir können sicher eine Handvoll Menschen aufzählen, die uns dabei behilflich waren. Waren darunter Großvater und Großmutter?

Was hindert Sie daran, es ihnen gleich zu tun? Seien Sie Ihren Enkeln behilflich auf dem Weg von einem Lebensabschnitt zum andern. Das ist mehr wert, als wenn Sie mit einem Fahrrad, Computer oder anderen begehrten materiellen Gütern vor der Tür stehen. Hilfe fürs Leben und im Leben wirkt über Generationen hinweg, wenn Sie so wollen, es ist Hilfe für die Ewigkeit.

ALLES EINE FRAGE DER EINSTELLUNG

Wir sollten alles gleichermaßen vorsichtig wie auch zuversichtlich angehen.
Epiktet

Das mit der Einstellung ist der Dreh- und Angelpunkt von allem. Ihr Blick auf Kinder und Enkel, die Beurteilung Ihrer Vergangenheit und Gegenwart und was Sie noch von Ihrer Zukunft erwarten.

Leitet Sie eine *Egal-Haltung* bei solchen Überlegungen? Egal, was ich tue oder denke, ich kann nichts beeinflussen, die Kinder machen was sie wollen, ebenso die Enkel? Oder sind Sie Bedenkenträger?

Ein *Abermensch*? Ein Opa, eine Oma, die im Prinzip zwar einverstanden sind mit dem, wie die Kinder ihr Leben angepackt haben und ihren Nachwuchs erziehen, aber… Die begeistert sind davon, dass der Enkel beim Fußball ständig Tore schießt, aber… Was die Fußballprofis sich alles brechen, was ständig für Skandale in der Zeitung zu lesen sind.

Sie freuen sich, dass die Enkelin beim Ballett Fortschritte macht, aber… Balletttänzer haben mit Mitte dreißig keine Zukunft mehr, was soll dann aus dem Kind werden, das zwar erst acht Jahre ist, dennoch, man muss ja daran denken.

Solche Großeltern reagieren wie das legendäre Radio *Eriwan*: im Prinzip ja, aber… Manches mag berechtigter Sorge entspringen und wahr sein oder werden. Vieles entspringt einem Automatismus der Missgunst. Opa hätte in seiner Jugend gerne mal in einer Mannschaft gebolzt, doch musste er daheim helfen. Für Hobbys war keine Zeit. Die Wehmut darüber verfliegt lebenslang nicht. Oma hätte als Kind gerne Ballettunterricht genommen, wurde stattdessen zum Flötenunterricht verdonnert. Damit es nicht gar zu weh tut, hat sie es sich stets schön geredet, die Fürsorge der Mutter gelobt.

Vorurteile, falsche und schlechte Argumente, von Generation zu Generation weitergegeben, formen Nachkommen zu unzufriedenen Menschen. Kinder werden ihrer Bestimmung nachlaufen und Eltern oder Großeltern nicht fertig mit ihren unerfüllten Wünschen.

Nur wer probieren und scheitern darf, wird herausfinden, was er will und kann. Wer Schiffbruch mit dem einen erleidet, kann mit dem nächsten Vorhaben erfolgreich sein.

DENKMAL ODER VORBILD

Ein Sinn nicht selten wird im Alter stärker: der Starrsinn.
Michael Maria Jung

Jeden zweiten Sonntag im September findet der *Tag des offenen Denkmals* statt, wo bei freiem Eintritt besonders die Gebäude, Burganlagen oder Festungen zugänglich gemacht werden, die sonst der Öffentlichkeit verschlossen bleiben. Diese Angebote mit den Enkeln zu nutzen, können wir nur wärmstens empfehlen.

Als mit dem Ende der DDR sich die sozialistische Ideologie erledigt hatte, standen das Land und seine Bevölkerung neben den vielen Umwälzungen im täglichen, sozialen und politischen Bereich vor einer anderen Frage: wohin mit den Denkmälern? Was tun mit all den Standbildern, Büsten und Bildern von Honecker, Lenin, Marx und Engels? Für den Lenin, der 18 Jahre lang auf dem Wiener Platz in Dresden gestanden hatte, fand sich ein privater Sammler aus den Niederlanden. Die Chemnitzer haben ihr Karl-Marx-Monument, das mit Sockel mehr als 13 Meter Höhe misst, behalten. Bis heute wird dieses Denkmal liebevoll *dor Nischel* genannt. Sie haben es vor einigen Jahren sogar sanieren lassen.

Mit Denkmalen ist das so eine Sache: ändert sich die Zeit, ändern sich die Gedenkanlässe. Überall in unserm Land stehen Statuen, Standbilder und Monumente. An fast jeder Kirche hängen Gedenktafeln, auf denen die Namen von Gefallenen zweier Weltkriege verzeichnet sind.

Interessant, was Neil MacGregor, neuer Direktor des Humboldt-Forums in Berlin, kürzlich sagte: dass die Engländer kein Wort für *Mahnmal* haben. Denkmale und Mahnmale werden bei uns Deutschen in einem Atemzug genannt. Viele Denkmale sind zugleich Mahnmale. An Gedenktagen pilgert man dorthin, hält beschwörende Reden und legt Kränze nieder.

Denkmale haben unsichere Schicksale. Manche verlieren nach wenigen Jahrzehnten ihre Bedeutung und müssen weichen. Überdauern sie, nagt der Zahn der Zeit an ihnen. Sie machen viel Arbeit: Müssen gepflegt und restauriert, bewundert, analysiert und studiert werden. Und bleiben doch nur Abbilder aus Eisen, Stein oder Holz. Möchten Sie als so ein Denkmal in die Familiengeschichte eingehen? Ein Denkmal, dessen sich alle nur zum Geburtstag erinnern, wo man sich mit Blumengebinden trifft, um danach eilig zum Alltag überzugehen, erleichtert, dass es wieder einmal für dieses Jahr geschafft ist?

Oder eher als Vorbild? Als ein wegweisender Mensch, ein lernfähiger, bis ins Alter? Oma oder Opa, die man als tolerant und gütig wahrnimmt? Als Menschen, denen andere wichtiger sind als ihre Alterswehwehchen? Vorbilder bleiben. Denkmale werden oft entfernt oder in den Fundus eines Museums verbannt und vergessen. Vorbilder werden immer einen Platz im Herzen ihrer Liebsten behalten. Dort überdauern sie Zeiten und Generationen. Was kann es Schöneres geben, als wenn Enkel nach Jahren fragen: Wie hätte Opa oder Oma gehandelt?

BRILLENTAUSCH

Das Leben ist bezaubernd, man muss es nur durch die richtige Brille sehen.
Alexandre Dumas der Jüngere

Brillen sind eine segensreiche Erfindung, um den Durchblick zu behalten. Was täte ich wohl ohne meine Augengläser und die Spezialbrillen für die Gartenarbeit, das Thermalbad, die Arbeit am Bildschirm? Wenn ich in Urlaub fahre, gehören diese Brillen unbedingt ins Gepäck.

Was den Blick aufs Leben angeht, tragen wir ebenfalls eine Sammlung von *Brillen* mit uns herum. Angefangen von der rosaroten, bis zur tiefschwarzen. In unserer toleranten Gesellschaft kann es jeder handhaben, wie er will. Nur in Bezug auf die Enkelfamilie sollten wir achtsam sein, durch welche *Brille* wir schauen wollen.

Erziehung ist ein *vermintes Gelände* und darum mit äußerster Vorsicht zu betreten in dem Wissen, dass wir nicht mehr die Erziehungsberechtigten sind. (Zum Glück!) Wir tragen nicht die Verantwortung für Verbote oder Erlaubtes. Genau diese Verantwortung oder das Nichtverantwortlichsein ist der springende Punkt, der Spaltkeil, der Anlass für Zwistigkeiten. Weil wir es oft nicht lassen können. Weil wir ungebeten doch unsern Senf dazu geben müssen. Eine kleine Bemerkung, was noch das harmloseste wäre, ein bisschen Sarkasmus, gewürzt mit Ironie. Vielleicht noch die eine Familie gegen die andere ausspielen.

Nicht einmischen, gut und schön, was aber, wenn unsere Sorge berechtigt ist? Wenn wir wirklich nur helfen wollen?

Tauschen Sie doch mal die *Brille*. Gestehen Sie sich ehrlich ein, durch welche *Brille* Sie das Ganze momentan betrachten. Etwa durch die *Brille der Eifersucht*? Eifersucht, weil die Partnerschaft Ihrer Kinder glücklich ist und Ihre nicht? Oder haben Sie Bedenken, dass die Kinder und Enkel dem Leben nicht gewachsen sind?

Setzen Sie Ihre *Bedenkenbrille* ab. Vielleicht glauben Sie, gehört es zum guten Ton, zu einer fürsorglichen Großmutter, einem besorgten Großvater, immer und überall Bedenken zu äußern und das Haar aus der Suppe zu fischen.

Sollten Sie jetzt sagen, das alles betrifft mich nicht, weil ich mich überhaupt niemals einmische, mich gar nicht interessiert, was die jungen Leute tun, sind Sie auch auf dem falschen Dampfer. Wer so autonom leben will, wird zum Egoisten, zu einem selbstbezogenen Menschen, der Kindern und Enkeln nichts zu geben hat.

Wir raten Ihnen zur *Gelassenheitsbrille*. Sie werden sehen, die passt hervorragend und steht Ihnen ausgezeichnet!

Denn Erziehungsstile kommen und gehen, das war schon zu unserer Zeit so. Erst stillten wir unsere Babys alle vier Stunden, mit Ausnahme der Nacht, um die Kleinsten an den Tag-Nacht-Rhythmus zu gewöhnen. Bald hieß es: stillen nach Bedarf, jedes Baby findet seinen eigenen Rhythmus. Bis vor wenigen Jahrzehnten gehörten richtige Prügel zu jeder ehrenhaften Erziehung, heute ist bereits ein Klaps verpönt.

Früher machten Eltern angeblich grundsätzlich keine Fehler, weshalb sich eine Entschuldigung ihrerseits erübrigte. Heute entschuldigen sich Eltern in einem fort, werden kleinste Kinder um ihre Meinung gefragt und eine Entscheidung ihnen als volle Verantwortung aufgebürdet. In manchem wird es Oma oder Opa schwerfallen, sich auf die Zunge zu beißen und eines Kommentars zu enthalten. Doch was würde es bringen? Unzufriedenheit, Gereiztheit, Streit. Und ändern würde sich letztendlich gar nichts.

Deshalb sollten wir Großeltern Toleranz lernen und Respekt. Respektieren Sie einfach, wenn Ihre Kinder, weil auf dem Bio-Trip, sämtliche Süßigkeiten verbieten und stattdessen ausschließlich rohes Obst und Nüsse anbieten. Holen Sie nicht hinterm Rücken der Eltern die Schokolade hervor und lassen die Enkel heimlich naschen. Wenn die Kleinen Sie darum anbetteln, fragen Sie zusammen mit ihnen die Eltern. Schließen Sie keine unheilvollen Bündnisse und bringen die Enkel in einen Loyalitätskonflikt zwischen Eltern und Großeltern. Spielen Sie immer mit offenen Karten. Dann kann gegenseitiges Vertrauen wachsen und viele Eltern drücken ein Auge zu, wenn Oma und Opa es nicht gleich wieder übertreiben.

Und noch eins: triumphieren Sie nicht zu offen, wenn Ihre Kinder schließlich vom Pfad der Extreme in liberalere Wege abbiegen. Jeder kommt irgendwann auf den Boden der Tatsachen zurück, der eine früher, der andere später. Wir müssen nur abwarten können. Geduld sollte eine Großelterntugend sein.

ZWISCHEN HALLOWEEN UND FASCHING

Die Gelassenheit ist eine anmutige Form des Selbstbewusstseins.
Marie von Ebner-Eschenbach

Zwei Feste sind es, denen ich überhaupt nichts abgewinnen kann und die ich deshalb ignoriere: Halloween und Fasching. Für mich ist ein Fest, das Blut, Monster und Geister zum Inhalt hat, keines und für Fasching bin ich schon seit Kindesbeinen nicht der Typ. Diese Haltung zu leben, als meine eigenen Kinder klein waren, gestaltete sich manchmal etwas zwiespältig. An Fasching machte ich nicht viel Aufhebens, sondern verkleidete sie mit dem uns zur Verfügung stehenden Material, wie Bettlaken, Stoffreste, Krepppapiere usw. Sie hatten riesigen Spaß und ich musste nicht allzu weit über meinen Schatten springen. Halloween war damals nicht so in Mode, wie heute.

Doch jetzt habe ich Enkel und die sind begeisterte Halloweenfans. Auch wenn meine Toleranz diesbezüglich ihre Grenzen hat, muss ich den Kleinen ja nicht jeden Spaß vermiesen. Verunsicherung als Erziehungsprinzip mochte ich nie.

Als mein Enkel Josef mir stolz sein Halloweenkästchen, das er in der nachmittäglichen Schulkindbetreuung gebastelt hatte, präsentierte, lobte ich überschwänglich seine handwerklichen Fähigkeiten. Obwohl motorisch nicht sehr begabt, hatte der Kleine eine winzige Schachtel gefaltet, das darin verborgene Gespenst war aus einer Erdnussschale gefertigt und schwarz bemalt, ohne dass Enkels T-Shirt und die Hose Farbreste aufwiesen, er hatte das Wort *Halloween* fehlerfrei nachgeschrieben, es troff nur so von roter Farbe. Warum soll ich diese Leistung eines kleinen Jungen, der mir begeistert seine fertige Bastelei präsentiert, nicht loben? Ich tat es ausgiebig. Über den Inhalt und den Anlass der Bastelei hingegen verlor ich kein Wort. Vielleicht merkt er es schon im nächsten Jahr: Oma mag dieses Fest nicht. Dann werde ich ihm meine Gründe schonend darlegen. Ob er mit anderen Kindern um die Häuser ziehen und Süßes, sonst gibt's Saures! rufen darf, diese Entscheidung muss nicht ich treffen, denn ich bin nur die Großmutter. Aber ich liebe meine Enkel bedingungslos und werde zu ihnen stehen, Halloween hin oder her. Die Faschingskostüme bekommen sie ohnehin von mir. In beiden Fällen ist nicht meine persönliche Überzeugung das Wichtigste, sondern ein vertrauensvolles Verhältnis. So wie ich hier Kompromisse einzugehen bereit bin, hoffe ich, wird mein Beispiel Schule machen und meine Enkel dazu bringen, mich in meiner Überzeugung zu respektieren. Ich glaube, in gegenseitigem Einvernehmen lässt es sich am besten miteinander auskommen. Wie gesagt, es sind diese beiden Feste, die in meinem Hause völlig unter den Tisch fallen. Wir lieben aber die Adventszeit, feiern hingebungsvoll Weihnachten und Silvester. Ostern, Pfingsten, Geburtstage, Abschlüsse – all das findet bei uns große Beachtung. Dazu kommen Stadtfeste, Märkte und andere öffentliche Events. Alles, nur nicht Fasching und Halloween. Ich glaube, damit können auch meine Enkel ganz gut leben.

ES KOMMT NICHT AUF DIE VERPACKUNG AN

Man irrt, wenn man glaubt, dass Schenken eine leichte Sache sei. Es hat recht viel Schwierigkeiten, wenn man mit Überlegung geben und nicht nach Zufall und Laune verschleudern will.
Seneca

Manches beherrsche ich perfekt: Organisieren zum Beispiel oder Saubermachen. Doch neigt sich meine Waage zwischen Können und Nichtkönnen bedenklich, wenn es ans Geschenkekaufen und Verpacken geht. Ob bei Enkeln, Kindern, meinem Ehemann oder Freunden, stets tue ich mich schwer dabei. Nein, ich gehöre glücklicherweise nicht zu jenen Unglücklichen, die dann auch noch das Falsche schenken und mehr Frust als Freude beim Beschenkten auslösen. Ich muss nur regelrecht über meinen Geschenkideen brüten und es dauert eine Weile, bis was Gescheites dabei herauskommt. Danach stehe ich vor der zweiten Hürde, die für mich noch höher liegt: das Verpacken. Was beneide den Rest meiner Familie, der mich an Heiligabend mit perfekt verpackten Geschenken beglückt: alle Ecken des Geschenkpapiers sind gleichmäßig eingeschlagen, die Schleifen sitzen, kurz, die Geschenke sind eine Augenweide. Ich erspare Ihnen an dieser Stelle die Schilderung meiner Mühen und des Ergebnisses, wenn ich mich endlich durchgerungen habe, die Geschenke kurz vor dem Weihnachtsabend einzuschlagen.

Doch bin ich keineswegs gewillt, wegen meines Unvermögens das Schenken abzuschaffen, denn ich finde Schenken außerordentlich wichtig. Besonders an Weihnachten. Meine Familie und ich gehören nicht zu jenen, die tönen: wir schenken uns nichts. Wir schenken uns was. Jedes Jahr wieder. Aber, wir schenken uns nichts Großes, Gewaltiges, Pompöses. Unsere Geschenke passen mehr in die Kategorie Aufmerksamkeiten. Jeder erweist jedem auf diese Weise Wertschätzung. Damit das wirklich gelingt, haben wir für Heiligabend ein Ritual entwickelt. Wir packen nacheinander unsere Geschenke aus, alle warten dann gespannt, und freuen sich mit dem Beschenkten. So dauert die Bescherung ziemlich lange, denn unsere Familie ist zahlreich. Doch nehmen wir uns die Zeit bewusst, genießen das Schenken und Beschenktwerden auf eine besondere Art.

Als Großeltern haben wir uns von Anfang an jenem unsäglichen Wettstreit Wer kann mehr? verweigert, der zwischen den Eltern von Vater und Mutter gerne entbrennt. Wir sind schon lange aus dem Zwang des Konsumterrors ausgestiegen und zeigen unsern Enkeln, dass es anderes im Leben gibt, als das tollste Fahrrad oder das trendigste Computerspiel zu besitzen. Und haben damit bisher nur gute Erfahrungen gemacht. Wobei sie, was das Materielle betrifft, nicht ins Hintertreffen geraten. Nur wollen wir sie zu einem gesunden Mittelmaß erziehen helfen, denn wie alle Menschen müssen sie lernen, mit unerfüllten oder unerfüllbaren Wünschen zu leben. Solche Lebenseinstellung ist eine gesunde und stärkt sowohl uns als unsere Enkel im praktischen Leben. Und solche Weisheiten sind wohl das beste und wertvollste Geschenk, das wir unseren Kindern und Enkeln machen können. Der Clou dabei: ich muss mich nicht mal mit Geschenkpapier und Schleife abmühen!

GRUNDSÄTZLICHE VORSÄTZE

Gute Vorsätze zum Jahresanfang haben einen Unterton von Resignation. Da ist dann Skepsis geboten und nicht Ehrgeiz.
Johannes Gross

Starten Sie, wie so viele Mitmenschen, mit guten Vorsätzen ins neue Jahr? Vielleicht haben Sie sich vorgenommen, maßvoller zu essen, mehr Sport zu treiben, endlich mal den Keller aufzuräumen, eine ersehnte Reise anzutreten oder einen lange aufgeschobenen Brief zu schreiben? Mancher mag gleich abwinken: Vorsätze sind sowieso nur dazu da, damit man sie nicht einhält, wer keine fasst, muss keine persönlichen Niederlagen befürchten.

Ich habe mir seit einigen Jahren angewöhnt, mit nur wenigen guten Vorsätzen ins neue Jahr zu starten, da ist es mit dem Einhalten nicht so schwierig. Denn ein neues Jahr ist für mich wie ein unbeschriebenes Blatt und ich habe es gerne selbst in der Hand, was im Laufe von 365 Tagen darauf verzeichnet werden wird. Also gebe ich mir mittels Vorsätzen ein paar Wegmarken vor. Wenn ich plane, übernehme ich Verantwortung für das, was ich vorhabe und kann in gewisser Weise manches steuern.

Auch in diesem Jahr werden die Enkel mehrmals die Woche meine Zeit einfordern. Ich muss einhüten, trösten und manchmal spontan einspringen, wenn die Mama beruflich gefordert ist. Ich kann spontan sein, weil ich Grundsätze habe, nach einem Wertesystem lebe. Auf diesen Grundsätzen fußen dann meine Vorsätze. Und wenn die manchmal in stürmischen Zeiten ins Wanken geraten, bleiben meine Grundsätze dennoch stehen. Ab und zu gelingt es sogar, die Vorsätze daran wieder aufzurichten.

MILCHSUPPE UND LINSEN

Wer einen Menschen bessern will, muss ihn erst einmal respektieren.
Romano Guardini

Seitdem ich erfahren habe, wie wertvoll Linsen für die Ernährung sind, steht diese Hülsenfrucht mindestens einmal wöchentlich auf unserem Speiseplan. Und dann merke ich sie, die Kluft zwischen dem Geschmack unserer Enkelkinder und dem, was wir gerne essen. Den Kleinen steht der Sinn nach Pommes mit Ketchup oder Nudeln. Wie umgehen mit diesem Unterschied?

Ich könnte ihnen ja einen Vortrag darüber halten, wie gesund mein Essen ist. Ich könnte mit Nachdruck, kraft meiner Autorität, darauf bestehen, dass gegessen wird, was auf den Tisch kommt. So haben es schon meine Großeltern gehalten, so wurden mein Mann und ich erzogen. Und spätestens dann würden ungute Erinnerungen in mir aufsteigen. Ich sehe mich als Kind an unserm runden Esstisch sitzen, meine Oma trägt die abendliche Milchsuppe auf, die ich so hasste. Mir wurde schon schlecht beim Anblick der Milchhautfetzen, die über den aufgequollenen Nudeln waberten. *Fischen* war verboten, Milchhautfetzen diskret an den Tellerrand schieben auch. Auch das auf den Tellerboden sinken lassen und drumherum essen wurde sofort entdeckt. Unter den wachsamen Augen der Erwachsenen musste ich dann gehorsam diese ekligen Milchhautfetzen löffeln. Den aufkommenden Brechreiz hatte ich zu unterdrücken, wollte ich nicht ein paar Ohrfeigen kassieren. Das anschließende Bauchgrummeln ins Feld zu führen hätte ich mich nie getraut.

Nein, das soll keine verspätete Abrechnung mit meiner Familie sein. Ich kann sie heute verstehen: Milch galt damals, als ich klein war, als Quelle der Ernährung und war billig. Meine Eltern hatten es finanziell nicht so dicke, aber sie konnten klug wirtschaften und so fehlte es uns Kindern an nichts. Wünschen und Wollen waren für sie als Kinder

Fremdworte gewesen. Das hatte zu einer Lebenshaltung der Selbstdisziplin und des Gehorsams geführt. Nicht die schlechtesten Eigenschaften, wenn sie nicht übertrieben werden. Also wurde das Prinzip weiter gereicht. Doch auch sie waren lernfähig. Das jüngste meiner Geschwister durfte sich die Milch dann sieben.

Ich mag immer noch keine Milch, nicht mal im Kaffee will ich sie haben. Puddings sind nicht unbedingt meine Lieblingsspeise und beim Eis muss ich vorsichtig sein. Erst nachdem ich herausgefunden hatte, dass ich an einer Lactoseintoleranz leide, entspannte sich mein Verhältnis zur Milch wieder, denn es gibt entsprechende Medikamente und Milchprodukte.

Ein Rat, den ich vor vielen Jahren in einem Erziehungsbuch fand, hat mir geholfen, die leidige Frage von *das ess' ich nicht* zu lösen. *Probier' mal*, lautete die Zauberformel, die keine Bitte, sondern eine Aufforderung war. Ein wenig von dem verschmähten Essen musste jedes Kind probieren. (Darunter waren nie weiße Bohnen oder Ähnliches.) So wurde jeder Mäkelei schon von vornherein die Spitze genommen und das Kind konnte sich aufgrund von Tatsachen ein richtiges Urteil bilden. Es schmeckt mir nicht, weil… So lernten meine Kinder zu argumentieren und nicht nur bäh zu sagen. Und sie lernten, dass Essen eine sensible Angelegenheit ist, bei der man ordentlich ins Fettnäpfchen treten kann. Denn wer will schon seine Gastgeber beleidigen, indem er sich mit Abwehrhaltung an den Tisch setzt? Meine Kinder durften ihre Vorlieben und Abneigungen leben. Ich habe mich weitestgehend danach gerichtet und sie nicht gequält mit Mahlzeiten, die ihnen in schrecklicher Erinnerung bleiben würden. Und dennoch erzählen sie heute mit schauriger Wonne von dem einen oder anderen Gericht, das ihnen so zuwider war wie mir einst die Milchnudeln. Inzwischen sind sie älter und ihr Geschmack beginnt sich zu wandeln. Auch sie haben Linsen schätzen gelernt.

Doch was mache ich in so einer Situation mit meinen Enkeln? Klar, ich schiebe Pommes in den Backofen, denn ich bin nicht ihre Mutter.

Das Erziehen überlasse ich den dazu Berechtigten. Ganz unter uns: Pommes gibt es höchstens mal aller zwei Wochen, die andere Zeit essen sie in der Schule, im Kindergarten oder daheim. Und da werden richtige Mahlzeiten verabreicht. Und wer weiß, vielleicht mögen auch sie eines Tages Linsen?

REFLEKTIEREN IN DER SIPPE

Man darf niemandem seine Verantwortung abnehmen, aber man soll jedem helfen, seine Verantwortung zu tragen.
Heinrich Wolfgang Seidel

Generation Tradition trifft Generation Reflektion. So etwas fragt man nicht, wurde ich oft von den Erwachsenen mit strenger Stimme gerügt, wenn ich wieder mal vorlaut, wie sie sagten, eine ihrer Regeln auf den Prüfstand stellte. Die meisten der Generation *Tradition* übernahmen klaglos das, was man ihnen aufbürdete. Nur wenige wagten, Überflüssiges oder Unnötiges über Bord zu werfen. Dass heute dagegen alles, jede Kleinigkeit hinterfragt, debattiert, abgewogen, überschlafen wird, verursacht in mir oft Unmut. Wenn jeder alles reflektiert, kommt man meistens in der Sache nicht weiter, werden Nebensachen zur Hauptsache und stehlen unnötig Zeit. Mir ist es bei einer Vereinssitzung völlig gleich, ob zuerst Punkt eins abgehandelt wird und danach Punkt zwei, oder ob man beide Punkte nicht doch besser nochmal vertauscht. Mir ist wichtig, dass die Hauptsache die Hauptsache bleibt, wir effektiv arbeiten und einer da ist, der das Heft in der Hand hat und die Richtung vorgibt. Wenn alle bestimmen wollen, wird es zu keinem Beschluss kommen.

Aber ein Familienverband ist kein Verein, eine Sippe kein Unternehmen. Daher sind in Ehren ergraute Familienoberhäupter, nach deren Entschlüssen sich dann alle zu richten haben, eher selten.

Dass schon kleine Kinder weitreichende Entscheidungen treffen dürfen, halte ich manchmal für fragwürdig, aber das sei mal dahingestellt. Etwas zu entscheiden hat mit Verantwortung zu tun. Wenn ich also den Daumen hebe oder senke, kann man mich für die Folgen dieser Entscheidung verantwortlich machen. Um den daraus resultierenden Konsequenzen zu entgehen, verweigern sich viele. Auch in der Familie. Wenn das Kind bei Frost beschließt, in Sandalen zu laufen, weil die ja so schön glitzern, bürdet man ihm die Verantwortung für die gravierenden Folgen auf. Anstatt den Konflikt auszuhalten, der in einer lautstarken Auseinandersetzung um Sandalen im Winter entsteht, glaubt man, es sei gute Pädagogik, ein Kind seine Fehlentscheidungen selber ausbaden zu lassen und verfällt hierbei in eine gewisse Maßlosigkeit.

Eine Großmutter würde das Enkelkind niemals bei Frost in Sandalen aus dem Haus lassen, mag es noch so sehr protestieren und trotzen. Um das Kleine vor schlimmeren Folgen zu bewahren, ist sie gerne bereit, sich zum Blitzableiter der kleinkindlichen Aggression zu machen, sich beschimpfen und mit temporärem Liebesentzug bestrafen zu lassen. Lieber für eine Viertelstunde ungeliebt sein, als eine heftige Erkältung des Lieblings riskieren. Es hat in solchem Fall nicht viel Zweck, einem wütenden Kind die Zusammenhänge zwischen Kälte und Erkältung zu erklären. Im Winter trägt man gefütterte Stiefel und basta!

Wenn so ein basta nur in äußersten Notfällen angewendet werden muss, wird der kindliche Frust darüber nicht allzu lange währen. Doch wenn Oma, ganz ihrer Tradition verhaftet, ständig so einen Befehlston drauf hat, sägt sie mit Fleiß am guten Verhältnis zu Kindern und Enkeln. Und ein Opa, der auf diese Weise jede Diskussion, jedes Hinterfragen abschneidet, muss sich nicht wundern, wenn keiner mehr seine Meinung hören will.

Vielleicht sollten Sie sich mal eine stille Stunde nehmen, um manche Ihrer Regeln oder Verhaltensweisen zu hinterfragen. Dann brauchen Sie keine Angst vor einem *warum?* Ihrer Enkelkinder zu haben. Und die werden verblüfft sein, wenn die Großeltern nicht antworten, wie unsere Generation es damals zu hören bekam: Warum, warum – weil die Banane krumm ist, sondern eine fundierte Begründung. Wer sachlich und ordentlich begründet, erstickt unsachliche Diskussionen im Keim. Und eines Tages, Sie werden sehen, gibt es keine Widerworte mehr. Dann heißt es: Wenn meine Oma/ mein Opa das sagt, wird es schon stimmen. Gäbe es einen besseren Vertrauensbeweis?

BEIM NÄCHSTEN MAL SIND WIR KLÜGER

Wenn ich mein Leben noch einmal leben könnte, würde ich versuchen, mehr Fehler zu machen. Ich würde nicht mehr so perfekt sein wollen, ich würde mich mehr entspannen. Ich würde versuchen, nur mehr gute Augenblicke zu haben. Falls du es noch nicht weißt, aus diesen besteht nämlich das Leben; nur aus Augenblicken; vergiss nicht den jetzigen.
Jorge Luis Borges

Beim nächsten Mal wird alles anders – haben Sie sich das nicht im Laufe Ihres Lebens auch dutzende Male geschworen? Beim nächsten Kind, dem nächsten Job oder der nächsten Partnerschaft? Nochmal anfangen können, etwas besser machen, klüger handeln, durchdachter agieren. Perfekter sein wollen. Genau das Gegenteil drückt der argentinische Schriftsteller Jorge Luis Borges aus: Beim nächsten Mal wird alles unperfekter.

Wir wollen mit jedem Mal perfekter werden, Fehler werden als schlimme Makel angesehen, als ehrenrührig. Wer Fehler macht, gibt sich die Blöße. Darum sind wir so beschäftigt Fehler zu vermeiden oder gar zu vertuschen. Das mag im Beruf vielleicht gelingen, aber in Familie und Partnerschaft? Unsere Kinder kennen uns genau, erstaunlicherweise oft besser, als wir uns selber. Unmöglich, unsere Fehler vor ihnen zu verbergen. Ja, gebe ich unumwunden zu, wenn meine Kinder mich darauf ansprechen, ich habe mit Sicherheit Fehler gemacht beim Umgang mit euch. Fehler, die nicht wieder gutzumachen sind, Fehler, die mir leidtun, Fehler, die ich nach meinem heutigen Wissen nicht mehr machen würde. Aber sie sind passiert und, auch du wirst Fehler machen, mein Kind, Fehler im Umgang mit deinen Kindern, Fehler, die nicht wieder gutzumachen sind und dir im Abstand der Jahre einmal schmerzhafte Erinnerungen bereiten werden.

Nur dem werden seine Fehler zu Fesseln oder Schlingen, der nicht bereit ist, sie zuzugeben. Wer dazu steht, aus ihnen lernt, für den können Fehler sogar einen Gewinn bedeuten, weil er auf diese Weise im Leben vorwärtskommt.

Es ist nicht der Perfekte, der mehr vom Leben hat, sondern der Ehrliche. Wenn wir als Großeltern echter werden könnten, ehrlicher und offener, hätten wir mit Sicherheit mehr gute Augenblicke. Wir müssten nicht so tun, als hätten wir sämtliche Weisheit gepachtet und sei unser Wort das einzig wahre. Wir brauchten uns nicht mehr über unsere Kinder und Enkel zu ärgern, sondern wären viel gelassener im Umgang mit ihnen.

Denn, wenn wir nicht perfekt sind, wen sollte es wundern, dass unsere Kinder und Enkel es auch nicht sein müssen. Eine ganze Familie, mehrere Generationen, dürften sich darauf konzentrieren, den Augenblick zu genießen und damit das Leben. Welch positiver Einfluss ginge damit von uns Großeltern aus, wenn wir unsern Platz als Bedenkenträger verließen und stattdessen wieder ein wenig vom jugendlichen Leichtsinn hätten. Das würde ein vorwärtsgewandtes und nicht rückwärtsgerichtetes Leben bedeuten, lernwillig und selbstbestimmt. Wir müssten nicht mehr über die Fehler der andern schimpfen, weil unser Humor genug mit unseren eigenen zu tun hätte. Fehler wären nicht mehr peinlich, sondern nur noch lästig, weil sie manchmal zurückwerfen, Umstände machen oder Schwierigkeiten. Wir korrigieren unsere Fehler, leisten gegebenenfalls Wiedergutmachung, aber haben dennoch nicht das Gefühl, unser ganzes Leben sei deswegen aus dem Ruder gelaufen und alle zeigten mit Fingern auf uns. Wer zu seinen Fehlern steht, muss sich nicht schämen! Wenn Oma und Opa statt Schuldverschiebung Einsicht üben, gehen sie mit gutem Beispiel voran und können die vielen Lebensaugenblicke voll genießen.

WERDEN WIE EIN KIND

Es gibt kein Alter, in dem alles so irrsinnig intensiv erlebt wird wie in der Kindheit. Wir Großen sollten uns daran erinnern, wie das war.
Astrid Lindgren

Noch immer besitze ich jene Babypuppe, die für mich unterm Weihnachtsbaum saß, als ich fünf Jahre alt war. Sie hat die Größe eines wirklichen Babys, einen Kopf aus Pappmaché, gemalte Haare und inzwischen einen ausgeschlagenen Schneidezahn. Wird sie bewegt, weint sie. Ich weiß nicht, wie oft diese Puppe schon beim Puppendoktor war, weil irgendjemand ihr wieder mal die Schlafaugen eingedrückt hatte. Als Kleinkind besaß ich eine Unmenge Puppen, diese ist allein übriggeblieben. Weder meine Kinder noch meine Enkelkinder dürfen sie in die Hand nehmen, darum liegt sie wohl verwahrt in der Abstellkammer.

Dieser Tage las ich in einer Zeitschrift vom *Teddybär-Effekt*. Eine amerikanische Wissenschaftlerin fand heraus, dass sich Menschen, die einen Gegenstand aus ihrer Kindheit in Sichtweite stehen haben, sozialer verhalten. Sie werden geduldiger und nachgiebiger, liebevoller und weicher in ihrer Wahrnehmung und ihrem Denken.

Kindheit verbinden wir im Allgemeinen mit einer Phase der Reinheit, der Unschuld, aber auch der Kreativität, der Unbeschwertheit. Kindheit ist die Zeit, wo wir beschützt wurden.

Als Kinder waren wir draufgängerisch, abenteuerlustig und experimentierfreudig. Wir kannten keine Gefahr und keine Bedenken, als wir draußen herumtollten. Wir wollten die Welt entdecken und lebten nur im Hier und Jetzt. Wer wusch den Flecken aus dem Kleid und flickte die zerrissene Hose? Das war die Sorge der Erwachsenen, nicht unsere. Kindheitserinnerungen machen uns empathischer für die Not anderer. Das trifft sogar auf Menschen zu, die negative Kindheitserinnerungen haben.

Darum gestatte ich mir jetzt eine andere Schlussfolgerung. Wenn schon das Betrachten von Gegenständen, die wir mit der Kindheit verbinden, uns zu besseren Menschen macht, warum sollten dann nicht unsere Enkelkinder den gleichen Effekt auf uns Großeltern haben? Enkelkinder, die in unserer Nähe sind, unsere Zeit beanspruchen und unsern tatkräftigen Einsatz, geben uns unbewusst ganz viel zurück. Der Umgang mit den Enkelkindern bewahrt uns vor Starrsinn und Unbeweglichkeit. Unsere Enkelkinder verhelfen uns zur Flexibilität, zu einem sozialeren Leben. Oder, um es mit den Worten auszudrücken, die von jeher mit Großeltern in Verbindung gebracht werden: Enkelkinder verhelfen uns zu einem Leben in Güte und Weisheit.

Durch den Umgang mit den Enkeln können wir wieder ein Stück in die eigene Kindheit abtauchen und das Leben in anderer Qualität genießen.

Darum wird es jetzt Zeit für den Teddybär-Effekt. Dazu muss ich nicht erst meine Puppe aus dem Karton befreien.

ENKELWAHL IST ABGEBLASEN

Wenn ich aus einem Lebenstag keine Erkenntnis holte, habe ich ihn nicht erlebt, sondern verbracht.
Erwin Strittmatter

Großbritannien tritt aus der EU aus, andere verlassen ihre Partnerschaft, wieder andere kündigen ihren Job. Kaufverträge enthalten Rücktrittsklauseln, Kunden reklamieren Gekauftes. Unser Alltag wird zusehends dominiert von Rücktritten, Austritten, Rückgaben, Kündigungen. Wir verlassen und werden verlassen. Angebote, die wir gestern begehrenswert fanden, wandern heute durch den Schredder. Das ist unser Leben. Ausgenommen von der Wahlfreiheit ist dabei zweierlei: unsere Kinder und deren Nachwuchs. Mit unsern Partnern haben wir uns meistens freiwillig zusammengetan. Diese Freiwilligkeit gilt auch für Kaufverträge, Jobs, unseren Einrichtungsstil, das Lebensumfeld.
In Bezug auf unsere Kinder ist die Wahlmöglichkeit schon begrenzter. Auch wenn viele Wunschkinder unser Leben bereichern, war unsere Wahlmöglichkeit nur eingeschränkt: Wir konnten uns für oder gegen Nachwuchs entscheiden. Geschlecht, Aussehen, Veranlagungen oder Charakter dagegen entziehen sich unserm Einfluss. Und was Enkelkinder anbelangt, schwindet unser Einfluss gen Null, gibt es für uns keine Wahlmöglichkeit.
Wir werden oder wurden zu Großeltern gemacht. Enkelkinder kann man nicht wegschicken, reklamieren oder verlassen. Denn wir haben sie uns nicht ausgesucht und darum gibt es keine Diskussion über Fehlerhaftigkeit. Sondern nur Reaktion. Reaktion, gepaart mit einem großen Verantwortungsgefühl. Wir Großeltern sind für die Enkelgeneration verantwortlich. Ohne Wenn und Aber. Wenn wir uns das klarmachen, brauchen wir keine weitere Zeit und keinen weiteren Gedanken an irgendwelche Spielchen verschwenden. Das geht uns nichts an, ist in diesem Zusammenhang ein nicht zulässiger Satz. Genauso wie: wir

halten uns da raus. Nix da, Sie werden gebraucht, Sie dürfen sich voll einbringen. Einbringen, nicht einmischen, damit wir uns recht verstehen. Nehmen Sie Anteil am Leben Ihrer Enkel, bieten Sie Ihre helfende Hand, öffnen Sie Ihr Herz (und Ihren Geldbeutel).

Unsere Enkel sind richtige Überraschungspakete. Sie verhelfen uns nicht nur zu Erkenntnisgewinn über die junge Generation, sondern vor allem erkennen wir uns selbst im Umgang mit ihnen. Und Selbsterkenntnis ist der größte Erkenntnisgewinn überhaupt. Darum sind wir froh über die nicht vorhandene Wahlmöglichkeit bei Enkeln.

AUF ZU NEUEN UFERN

Wenn du das tust, was du immer getan hast, bekommst du das, was du immer bekommen hast.

Öfter mal was Neues? Bitte winken Sie nicht ab und verschanzen Sie sich nicht hinter den gängigen Argumenten, wie: zu alt, zu krank, keine Zeit, keine Lust. Wenn Sie dieser Aufzählung von Miesmachern noch eigene hinzufügen können, sollten bei Ihnen jetzt sämtliche Alarmglocken schrillen. Selbst wenn es mit dem Bewegen nicht mehr so flott gehen mag wie vor vierzig oder fünfzig Jahren, bewegen kann man sich auch innerlich. Vor allem dort findet statt, was dann seinen Ausdruck im Äußeren findet. Wer sich innerlich noch immer beweglich zeigt, wirkt nach außen frisch und aufgeschlossen, egal ob jenseits der achtzig oder gerade über vierzig. Flexibel sagt man über solche Menschen und schätzt sie als locker ein.

Lockere Menschen nehmen sich nicht so ernst. Lockere Großeltern können zurückstecken und loslassen. Sie überlassen anderen jetzt die wichtigen Aufgaben und bleiben ruhig, wenn mal was misslingt. Denn lockere Großeltern wissen, dass Missgeschicke zum Leben dazu gehören. Wer keine negativen Erfahrungen macht, wird nicht wachsen können. Schon der Volksmund sagt, dass man aus Schaden klug wird. Kurz gesagt: Lockere Menschen sind glückliche Menschen.

Darum, liebe Großeltern, öfter mal was Neues? Wenn Sie Ihre Arbeit und die Aufgaben in der Familie verdientermaßen hinter sich lassen konnten, was hindert Sie jetzt daran, etwas Neues auszuprobieren? Vielleicht wollten Sie schon immer mal eine neue Sprache lernen, andere Länder bereisen oder Ihren Garten fachmännisch auf Vordermann bringen? Vielleicht aber haben Sie jahrelang auf den Moment gewartet, wo es keine dringenden Pflichten mehr gibt und freuen sich auf stundenlanges, ungestörtes Lesevergnügen in der eigenen Bibliothek? Das alles sei Ihnen von Herzen gegönnt und noch viel mehr.

Doch würden wir weder flexibel noch locker sein, wenn derartige Lieblingsbeschäftigungen uns wieder so vereinnahmen, dass keine Zeit für unser familiäres Umfeld bliebe. Lockere Menschen teilen nämlich gerne. Nicht nur Materielles, sondern auch ihre Zeit. Zeit zu haben für die Enkel ist eine unschätzbare Ressource, eine wirklich nachhaltige, eine unsere Zeit überdauernde. Unsere Enkel mögen beides: Großeltern, die sich selbst zu beschäftigen wissen und dennoch stets ein offenes Ohr für die Enkelgeneration haben. Sei es, indem sie persönlich auf der Fußmatte stehen, per Handy kommunizieren, skypen oder mailen. Egal wie, die Hauptsache, die Verbindung reißt nicht ab. Auf diese Weise könnte Omas oder Opas Lockerheit auf die Enkel abfärben. Wäre das nicht ein beglückendes Kompliment, wenn der Enkel oder die Enkelin zu ihren Freunden sagen: Meine Oma, mein Opa, sind sowas von cool...

ERMUTIGER GESUCHT

Der Anfang ist das Wichtigste einer Aufgabe.
Plato

Viele Enkelkinder stehen dieser Tage vor einem Anfang: Das Schuljahr hat begonnen, das Lehrjahr auch und in wenigen Wochen beginnen die Semester an Unis und Hochschulen. Anfänge begleiten uns lebenslang – hoffentlich. Denn nur, wer anfängt, kann es zu etwas bringen, wird Ergebnisse erzielen, lernen und wachsen.

Manche Oma, mancher Opa muss nach überstandener Krankheit erneut anfangen, laufen zu lernen, zu sprechen oder schreiben. Andere Omas oder Opas sind gezwungen, nach dem Verlust des Partners ihr Leben als Alleinstehende weiterzuführen. Auch ein Anfang, aber ein trauriger. Oder die Großeltern mussten ihre geliebten vier Wände verlassen und ins Seniorenheim umsiedeln, ein anderer Anfang. Vielleicht hat Opa nochmal seine große Liebe gefunden und wirkt plötzlich, wie aus dem Jungbrunnen gekommen, wieder ein Anfang.

Neueröffnung lesen wir an Geschäften. Sie krönen ihren Anfang mit Rabatten und kleinen Präsenten für die Kundschaft. Und wie schnell kann alles wieder vorbei sein, dann hängt das Schild: *Wir schließen* an der Tür. Anfang und Ende sind manchmal wie enge Nachbarn.

Wenn unsere Enkel die Schule beginnen, liegt das Ende in zehn- bis dreizehnjähriger Ferne. Und wenn sich dann noch ein Studium anschließt, scheint mit dem Eintritt ins Berufsleben schon ein großer Teil Lebenszeit vorbei zu sein. Und noch immer ist es kein Ende mit den Anfängen: Das eigene Heim wird gegründet, vielleicht eine Firma. Schließlich beginnt alles von vorne mit der nächsten Generation: Kindergarten, Schule...

Das nennen wir den Lauf des Lebens. Alles ist im Fluss.

Durch die Enkelkinder dürfen wir teilhaben an den Freuden und Leiden von Schule, Studium und Beruf. Das hält uns auf dem Laufenden

– wenn wir uns mit einbringen. Großeltern, die sich nicht nur für die Anfänge der Kinder und Enkel interessieren, sondern selbst noch Neuland betreten, sei es durch eine ehrenamtliche Tätigkeit, einen Kurs an der Volkshochschule, gar ein Studium oder was auch immer, werden Kindern und Enkeln wertvolle Mentoren. Denn sie reden nicht nur vom *Grünen Tisch* her oder theoretisieren, sondern man hört, sie wissen, wovon sie reden. Wer selber von Freude und Last des Anfangs weiß, von Lampenfieber und großer Aufregung, von Schwellenangst und Unsicherheit, kann für junge Menschen Ermutiger und Motivator sein. Wer aus eigener Erfahrung weitergibt, wie er das Zittern vor dem Anfang verbergen oder überwinden konnte, dem glauben die Kinder und Enkel. Sie sind stolz auf solche Großeltern und stehen ihnen mit Rat und Tat zur Seite. So entsteht ein Geben und Nehmen zwischen den Generationen. Beglückend und erfüllend für beide Seiten.

LESEN IM DIGITALEN ZEITALTER

Das Paradies habe ich mir immer als eine Art Bibliothek vorgestellt.
Jorge Luis Borges

Fast in jedem Zimmer unseres Hauses stehen Bücherregale mit Büchern der unterschiedlichsten Genres. Vom Roman über Biographien, Sachbücher, Gedichtbände und nicht zu vergessen, viele Kinderbücher – ein großer Schatz.

Viele elektronische Bücher sind auf meinem IPad und selbstverständlich habe ich einen Leseausweis für die Stadtbibliothek, die ich regelmäßig aufsuche. Lesen gehörte und gehört für mich zum Leben. Vor die Entscheidung gestellt, kaufe ich mir eher ein Buch als ein Kleidungsstück. Daher haben entsprechende Konsumtempel keine Freude an mir, denn ich liebe und brauche die Welt der Bücher mehr als die des Konsums.

Ich lese deshalb auch gerne vor. Noch sind meine Enkel in dem Alter, wo es ihnen gefällt, wenn Oma aus *Die drei ???* vorliest. Dabei gebe ich mir alle Mühe, gut und ausdrucksstark zu lesen, denn ich möchte, dass meine Enkel Gefallen an Büchern finden.

In absehbarer Zeit werde ich als Vorleserin überflüssig sein, weil sie es dann selber können. Außerdem gibt es ja elektronische Hilfsmittel, fast alle guten Bücher sind inzwischen als Hörbücher zu haben. Auch ich liebe Hörbücher. Es hat für mich etwas Erhabenes, wenn ich bei meiner Handarbeit ein Buch vorgelesen bekomme. Und sogar wenn ich beim Putzen bin, versüße ich mir diese Arbeit.

Ich ignoriere die meisten Zeitschriften, die so in Arztpraxen herumliegen, denn ich trage Fontane und Goethe in elektronischer Form bei mir. Und ich sehe inzwischen auch manchen jungen Menschen, der auf seinem IPhone liest. Wenn meine Enkel älter sind, wird Oma dafür sorgen, dass sie eine entsprechende App installieren. Denn Lesen ist und bleibt das Wichtigste für mich. Es bildet und ich habe stets gute Gesprächsthemen.

Schon die bloße Präsenz der Bücher in unserm Haus vermittelt jedem Besucher unsere Vorliebe für das gedruckte Wort.

Auch wenn Sie nicht so bücherverrückt sein mögen wie wir, jeder hat schon von *Robinson Crusoe* gehört oder *Pippi Langstrumpf* oder *Heidi*. Teilen Sie Ihr Wissen mit Ihren Enkeln und Sie schaffen eine Beziehung, die einzigartig ist, weil Personen in den Büchern vorkommen, die Nichtleser nie kennenlernen.

TALENTFÖRDERER

Wer weiß, wo seine Stärken liegen, kann leichter zu seinen Schwächen stehen.
Ernst Ferstl

Ein heute sehr erfolgreicher Schriftsteller bekam als Achtjähriger von seinen Eltern zu Weihnachten eine Schreibmaschine geschenkt. Computer gab es damals noch nicht. Mal sehen, was er damit anstellt, waren Vater und Mutter gespannt. Sicher war es nicht nur diese Buchstabenmaschine, die ihn in seiner Berufswahl gelenkt hat, doch ist solcher Einfluss nicht zu unterschätzen.

Unsere Enkelin ist erst sechs, aber zu Weihnachten bekommt sie eine richtige Nähmaschine, keine aus dem Spielzeugregal. Mit der ist sie nämlich schon gut drei Jahre so vertraut, dass es ihr keinen Spaß mehr macht daran zu sitzen. Unsere Enkelin ist sehr talentiert, was Basteln und Handarbeiten angeht, weshalb wir sofort zugestimmt haben, als ihre Mama die Idee mit einer richtigen Nähmaschine hatte.

Investieren in die Stärken der jungen Generation lautet unsere Devise. Ich beteilige mich gern daran, obwohl ich selbst völlig untalentiert bin. Ich habe meine Nähmaschine schon lange weggegeben, denn ich kann nicht nähen, bin auf diesem Gebiet völlig unbegabt. Nichtsdestotrotz kann ich aber neidlos zusehen, wie meine Tochter und ihre Tochter nähen, stricken und knüpfen, dass es eine Freude ist. Die Kleine weiß: Oma kann das nicht. Das ist für sie in Ordnung und für mich kein Grund zur Verlegenheit. Weil doch jeder Mensch andere Begabungen und Stärken hat. Ich möchte keine Oma sein, die Sachen, die sie selbst nicht beherrscht, andern nicht gönnt.

Weil ich nicht nähen kann, soll keiner nähen können?

Das ist doch Quatsch und total unreif, finde ich. Weil ich nicht nähen kann, wunderte ich mich, woher meine Tochter und meine Enkelin ihr Talent dazu haben. Und ich bin drauf gekommen: In meiner Herkunftsfamilie bin ich ein Exot, weil ich weder Hose noch Rock schneidern kann. In meiner Schwiegerfamilie gab und gibt es ausgebildete Schneiderinnen. Und mittendrin ich, ohne jegliches Talent für Nadel und Faden. Also sind meine Tochter und meine Enkelin keine Ausnahmen, sondern passen genau zu den vorigen Generationen.

Ich bin die Ausnahme, aber nicht das schwarze Schaf.

Ich fühle mich schon lange nicht mehr bemüßigt, wenigstens den Schein zu wahren und guten Willen zu zeigen, wenn es um Nähmaschinen geht. Ich winke ab und wende mich den Dingen zu, die ich gut kann. Mit dieser Haltung habe ich es inzwischen sogar zu familiärer Akzeptanz gebracht. Jeder, wie er kann, lautet unser Motto. Ich freue mich sehr, dass meine Enkelin schon so früh Talent zum Nähen zeigt und werde es fördern, wo es geht. Ohne Neid und Gehässigkeit, ohne Sorge, mir bräche ein Zacken aus der großmütterlichen Krone, wenn die Enkel eine Unvollkommenheit an mir finden, etwas, das ich nur mangelhaft oder gar nicht beherrsche. Nein, seitdem mir bewusst geworden ist, wie viel leichter es sich lebt, wenn man zu seinen Schwächen steht, wundere ich mich, dass ich nicht schon viel früher den Mut dazu gefunden habe.

EINFACH KOMPLIZIERT

Manche Menschen benutzen ihre Intelligenz zum Komplizieren, manche zum Vereinfachen.
Erich Kästner

Zurück zur Einfachheit ist eine unter jungen Leuten verbreitete Maxime. Sie reduzieren ihr Gepäck so, dass es in einen Rucksack passt.
Manche Großeltern nehmen die gleiche Richtung in Sachen Weltsicht und Fortschritt. Ihre Weltsicht kennt nur schwarz oder weiß, gut oder böse.
Sie haben das mit dem Vereinfachen einfach falsch verstanden.
In ihren Augen ist der Klimawandel erfunden und Internet nur eine vorübergehende Zeiterscheinung. Sie regen sich aber auf, wenn der Tagesschausprecher für weitere Informationen auf die entsprechende App verweist und fühlen sich dann fast diskriminiert. Sie lächeln herablassend, weil die junge Mama extra teure Biomöhrchen für die Babynahrung einkauft, um das Menü für den frischen Erdenbürger selber zuzubereiten und halten das Getue um gesundes Essen für übertriebene Spinnerei.
Andere Großeltern wiederum hüten ihr Wissen wie einen Goldschatz und trumpfen regelmäßig mit ihren Erfahrungen auf. Sie haben unlängst gelesen, dass Babyfertignahrung mit Schwermetallen kontaminiert sei. Deshalb werden sie ungehalten, wenn die Mama das Enkelkind aus dem Glas ernährt, wo man doch selber kochen sollte. Sie haben sich schlau gemacht, dass Handystrahlen schädlich seien und drücken darum der ganzen Familie strahlungsarme Handyhüllen, garantiert aus regionalem Material, auf. Sie werden nicht einfach eine Tulpenzwiebel in den Boden stecken, wo doch neulich im Fernsehen was über Mondphasen kam. Solche Großeltern machen das Leben kompliziert und sind anstrengend.

Und schon sind die Diskrepanzen da. Die *Vereinfacher* werden sarkastisch und die andern hysterisch. Wobei Biomöhrchen noch der geringste Anlass sind. Meistens geht es um Höheres, wie Erziehungsstile, Partnerwahl, sexuelle Ausrichtung, Ausbildungsziele oder Jobanforderungen.

Oder um die Beziehung zwischen Enkelfamilie und Großeltern. Die *Vereinfacher-Großeltern*, weil sie jetzt im Ruhestand Zeit haben, bemängeln die Hektik der Enkelfamilie. Die *Komplizierer-Großeltern* reagieren pikiert, weil sich niemand für ihr Halbwissen interessiert. Schließlich haben Sie in einem Ratgeber gelesen, dass ...

Gehören Sie zu den *Vereinfachern* auf schwarz-weiß-Niveau, ist es Zeit, über den Tellerrand zu blicken und den Horizont zu erweitern. Das Leben wird immer unübersichtlicher, das Medienzeitalter ist sehr vielschichtig. Also seien Sie auf der Hut, dass Sie nicht den Anschluss verpassen. Besonders nicht den an Ihre Kinder und Enkel. Sonst bleibt Ihnen, bildlich gesprochen, nichts als ein Rucksack und das wäre doch auf die Dauer zu wenig.

Gehören Sie aber zu denen, die alles, was sich im Laufe ihres Lebens als geistiges Gut oder geistiger Müll angesammelt hat, horten, müssen Sie dringend ausmisten. Verabschieden Sie sich von Überflüssigem. Trennen Sie sich von Schwerem, reduzieren Sie. Und hören Sie auf, Ihrer Tochter oder dem Sohn dieses oder jenes überstreifen zu wollen. Die junge Generation ist tüchtig und clever. Geben Sie Enkeln und Kindern Raum, eigene Erfahrungen zu machen.

DAS GANZE VERWÖHNPROGRAMM

Nach jedem Besuch bei Oma und Opa ist das Kind erziehungstechnisch auf Werkseinstellung zurückgesetzt.
gefunden bei Pinterest

Es ist nun bald zweihundert Jahre her, da waren Großeltern nur dazu da, ihre Enkel nach Strich und Faden zu verwöhnen. Man gönnte sich ja sonst nichts.

Heutige Großeltern haben meistens gar nicht die Zeit, erziehungstechnisch bei den Enkeln ein Desaster anzurichten. Denn heutige Großeltern sind verantwortungsbewusste Menschen, die aus Liebe zu den Kleinen nicht über die Stränge schlagen. Weil wir wissen, was Zucker in Milchzähnen anrichten kann, werden wir den Süßigkeitenkonsum unserer Enkel reduzieren helfen. Wir kennen ebenso die Wirkung unbegrenzten Fernsehkonsums und beschäftigen uns deshalb lieber selber mit den Kleinen, basteln oder spielen.

Obwohl, wenn es um Geschenke zu Weihnachten, Ostern oder zum Geburtstag geht, kann der Einzelhandel, dank Großeltern, jährlich ein saftiges Plus verkünden. Was das anbelangt, werden Großeltern oft hemmungslos. Hemmungsloses Verwöhnen geschenketechnisch, glauben viele Großeltern, gehöre bei solchen Festen dazu, ist sozusagen die Jobbeschreibung für Oma und Opa. Obwohl sich manche da auch nicht mehr ganz sicher sind. Aber bevor sie etwas falsch machen, verwöhnen sie dann doch lieber. Kann ja nicht schaden.

Damit kein falscher Verdacht aufkommt: Auch wir verwöhnen unsere Enkel gerne. Aber nicht durch Maßlosigkeit und Inkonsequenz. Maßlosigkeit schadet und Inkonsequenz auch.

Wenn Verwöhnen für Sie bedeutet, dass der Dreizehnjährige bei Ihnen auf Seiten surfen darf, die nur für Erwachsene bestimmt sind, haben Sie etwas falsch verstanden. Verwöhnen ist zum Verstärken des Enkelkindes gedacht, als Entspannung und Stütze in einem. Als Urlaub vom

Alltag, als kleine Auszeit vom Schulstress. Als Trost und Hilfe. Und nicht zur Selbstverherrlichung der Großeltern, als Zurschaustellung ihrer Gönnerhaftigkeit. Als Präsentation finanzieller Stärke.

Darum, verwöhnen Sie, aber mit Augenmaß und Verantwortung. Der Verdacht, man könnte Sie weniger lieben, wenn Sie die Enkel nicht mit Geschenken zuschütten, ist meistens unbegründet. Weil den meisten jungen Menschen inzwischen mehr an Beziehung gelegen ist, als an Materiellem. Und wenn Sie sich statt auf Berge von Geschenken auf Emotionen, wie Akzeptanz, Toleranz, Respekt und ein riesiges Maß an Liebe verlegen, können Sie Ihren Verwöhntrieb auf diese Weise unbegrenzt ausleben ohne einen Cent auszugeben. Einzelhandelsbilanz hin oder her.

DIE NACHFAHREN DER VORFAHREN

Nicht unseren Vorvätern wollen wir trachten uns würdig zu zeigen - nein:
unserer Enkelkinder!
Bertha Freifrau von Suttner

Mit anderen Worten: Nicht für die Vorfahren, für die Nachfahren leben wir. Stellen Sie sich vor, Ihre Erbtante Amanda legt Ihnen bei ihrem Ableben Dackeldame Elli ans Herz. Nun ist dieser Hund aber ein
ziemlich giftiges Vieh, verwöhnt und aggressiv bis zum Gehtnicht-
mehr. Besonders, wenn Kinder in der Nähe sind. Warum Erbtante
Amanda diesen Köter dennoch vergötterte, das Geheimnis hat sie mit
ins Grab genommen. Nun also ist die Hundeleine an Sie gegangen.
Gassigehen ist gesund und entspannend, nicht nur für den Hund, jedoch wenn Sie mit einer dermaßen verzogenen Töle unterwegs sein
müssen, der blanke Horror. Die Enkelkinder werden schon von weitem mit Knurren und Wüten empfangen. Und kaum treten sie über die
Schwelle, entpuppt sich Elli auch noch als Wadenbeißer. Also muss
etwas geschehen. Vielleicht machen Sie sich Vorwürfe: Bin ich als
Hundehalter ungeeignet, sollte ich eine Hundeschule besuchen oder
einen Tierpsychologen konsultieren? Die Kinder drängen Sie, diesen
verrückten Dackel ins Tierheim zu bringen oder einer Vertrauensper-
son zu übereignen. Es gäbe wirklich Leute, die damit umgehen könnten. Obwohl die Kinder Recht haben, schwanken Sie sehr. Schließlich
haben Sie Erbtante Amanda auf dem Sterbebett ein Versprechen gegeben, was Sie inzwischen sehr leichtfertig finden. Aber darf Tante
Amanda auf diese Weise über die nächsten Jahre Ihres Lebens bestimmen? Wer konnte auch ahnen, welche Tragweite so ein Versprechen haben und Sie vor die Entscheidung Hund oder Enkel stellen
würde?
Meistens handelt es sich ja um ein ganz anderes Erbe, als einen Hund.
Wir meinen nicht Haus und Hof, Auto oder Bankkonto. Sondern das,

was wir ideelles Erbe nennen: eine Familienphilosophie, ein geistiges Erbe, besondere Fähigkeiten.

Wenn der Erbe eines Familienunternehmens sich entschließt, seine weiteren Tage anstatt im Chefbüro zu verbringen, als selbstversorgender Schafhirte durch die Lande zu ziehen, dann mag das zunächst als harter Bruch mit der Familientradition und fast als Verrat derselben anmuten. Undankbarkeit wird man ihm unterschieben und Verantwortungslosigkeit dazu. Aussteigertum wird heutzutage von der Gesellschaft noch immer naserümpfend beobachtet. Aber vielleicht tut dieser Mensch ja genau das Richtige, denn die Ressourcen auf unserm Planeten sind bekanntermaßen endlich. Jemand, der sich ernsthaft Gedanken um die nächsten Generationen macht, wird unpopuläre Entscheidungen treffen und den Bruch mit überlieferten Familienansichten riskieren. Nicht, weil wir unsere Vorfahren nachträglich zu Versagern und Dummköpfen stempeln wollen. Ganz bestimmt nicht, denn Ehre, wem Ehre gebührt! Doch eingedenk der Tatsache, dass sich die Erde immer weiter dreht, das Leben in den letzten Jahren eine dermaßen rasante Entwicklung genommen hat, dass einem ganz schwindlig werden könnte, setzen sonst das aufs Spiel, was unsere Vorfahren uns hinterlassen haben.

KRÜMEL UND LÖSCHTASTE

Das Perfekte ist der Feind des Guten.

Nein, ich bin nicht perfekt. Meine Bluse ist manchmal schief zuge-knöpft und ich laufe so in der Öffentlichkeit herum. Offene Reißver-schlüsse an der falschen Stelle bringen mich in peinliche Situationen. Auf unserm Teppich liegen Krümel, in den Bücherregalen Staub.

Ich bin nicht perfekt – und wäre es doch so gerne! Ich bewundere Großmütter, die stets adrett gekleidet sind, innere Ruhe ausstrahlen und anscheinend mühelos ihre Enkelkinder handhaben. Deren Woh-nung aufgeräumt ist und die trotzdem einen ganz entspannten Ein-druck machen. In meinen Augen bewundernswerte, perfekte Men-schen.

Eigenschaften, die uns im Vergleich mit andern fehlen, überhöhen wir gerne. Schneller den Haushalt bewältigen, und wir wären perfekt. Bes-ser die Gemeinheiten des Nachbarn parieren zu können, und wir wä-ren perfekt. Nicht zu vergessen, die finanziellen Gegebenheiten, ein bisschen mehr auf dem Konto, vielleicht ein Lottogewinn – und alles wäre perfekt?

Wir merken es spätestens jetzt: Perfektion bedeutet für jeden etwas anderes. Für die einen ist es die aufgeräumte Küche, die andern der Sprung auf der Karriereleiter, wieder andere wünschen sich Partner-schaft und Familie in Vollkommenheit. Würde man sie bitten, Voll-kommenheit konkret zu definieren, kämen sie ins Stottern. Einen Part-ner, eine Partnerin, die uns beispielhaft versteht, Kinder und Enkel, mit denen wir uns in jeder Hinsicht verstehen, oder so ähnlich. Der Maß-stab, den wir hierbei zugrunde legen ist aber, und das müssen wir in solchem Falle ehrlich eingestehen, kein objektiver. Sondern ein sehr persönlicher. Ich möchte, dass meine Familie nach meiner Pfeife tanzt, das tut, was zu meinem persönlichen Glück zu fehlen scheint, sich vollkommen nach mir und meinen Bedürfnissen richtet. Wäre das Ihre Definition von Perfektion?

Bedenken Sie, dass die meisten Erfolge Weiterentwicklungen aus Misserfolgen, sprich, Fehlern, sind. Ein Konglomerat aus Probieren und Verwerfen und den richtigen Schlüssen, woraus ein großes Maß an Beharrlichkeit und Durchsetzungsvermögen kommt. Wer kennt nicht das Gefühl der Ohnmacht, nachdem er oder sie versehentlich auf der Computertastatur die Löschtaste gedrückt hat? Für gewöhnlich unterlaufen solche Kardinalfehler nur ein einziges Mal. Weil wir aus Schaden klug geworden sind.

Verkneifen Sie es sich, liebe Großeltern, den Enkeln einzureden: Das kannst du noch nicht, wenn sie sich (altersgerecht, versteht sich) an verschiedenen Aufgaben mühen. Einen Knopf anzunähen erfordert Übung, Staubsaugen will gelernt sein. Ganz zu schweigen vom Umgang mit dem Kochherd.

Kalkulieren wir ein, dass die Knöpfe beim ersten Mal nicht an der richtigen Stelle sitzen, und wir nach dem Staubsaugen einen Hauslatschen aus dem Rohr ziehen, oder den total eingebrannten Topfboden einer Sonderbehandlung unterziehen müssen, nachdem der Enkel versucht hat, Pudding zu kochen. Wer gnädig ist, wird bald erleben, dass solche Großzügigkeit nicht ohne Folgen bleibt. Man wird auch Ihnen und Ihren Fehlern gegenüber nachsichtig sein. Bei diesem Geben und Nehmen pfeifen wir doch gerne auf Perfektion.

SEHR GEFRAGT

Probleme sind Gelegenheiten zu zeigen, was man kann.

Wir kennen Großeltern, bei denen dieses Zitat auf ihre Kinder zutrifft. Weil die Großeltern ein Problem sind, ein ganz großes, schwerwiegendes, das von den Kindern und Enkeln alles abverlangt: Toleranz, Verständnis, gutes Zeitmanagement, Spontaneität. Deren Leben so eingerichtet ist, dass die Großeltern nur mit dem Fingern schnippen müssen, bzw. die Augenbrauen heben und schon setzt sich der ganze Apparat in Gang: die Tochter fragt besorgt, welche Laus denn über die Leber von Eltern oder Schwiegereltern gelaufen sein könnte, der Schwiegersohn bittet vorsorglich um Verzeihung für eventuelle Vergehen in Bezug auf Schwiegermama und Schwiegerpapa und das Enkelkind ist um besondere Artigkeit bemüht. Alle drei benehmen sich wie ein Arzt bei der Diagnose: Tut es hier weh oder dort? Wie war der Stuhlgang der letzten drei Wochen und wie der Appetit? Nachdem die Krankheit benannt ist, geht es um die Behandlung: Vielleicht das ganze nächste Wochenende miteinander verbringen? Der Oma mal die schwere Bettwäsche bügeln? Das Enkelkind zu noch mehr Vernunft ermahnen? Das ist schwer übertrieben, oder doch nicht?
Warum zeigen wir Großeltern bei Problemen nicht mal, was in uns steckt? Nicht, um uns in bestem Licht zu präsentieren oder unsern Kindern indirekt zu sagen, ihr seid Versager. Sondern die Gelegenheit beim Schopf ergreifen, helfen, wo es nötig ist und vor allem, ermutigen, ermutigen. Gut zureden, Optimismus verbreiten und Hoffnung auf bessere Zeiten. Und selbst tatkräftig daran mitarbeiten.
Vielleicht hören wir dann ja von unsern Kindern: Wenn wir die Großeltern nicht hätten…

BEDENKEN BEIM WECHSELGELD

Wer durch des Argwohns Brille schaut, sieht Raupen selbst im Sauerkraut.
Wilhelm Busch

Bedenkenträger gibt es allerorten. In der Politik zum Beispiel. Wer auf der Oppositionsbank sitzt, ist geradezu verpflichtet, zu jedem Regierungsvorhaben Bedenken anzumelden. So funktioniert Demokratie.

In der Firma sind es manchmal Vorgesetzte, die die Rolle eines Bedenkenträgers übernommen haben und deshalb auf gute Vorschläge ablehnend reagieren. Das kann sich nachteilig auf das Wachstum des Betriebes auswirken.

Vermieter haben oft ein ganzes Bündel Bedenken parat, wenn sich potentielle Mieter bei ihnen vorstellen.

Vorbehalte, bzw. Vorsicht richtig angewendet, haben Schutzfunktion. Bei wem in brenzligen Situationen vernünftigerweise alle inneren Alarmglocken schrillen, bewahrt sich vor Schaden. Nicht jeder fremde Onkel, nicht jede fremde Tante ist böse, aber auch nicht immer nett — diese Weisheit lernen die Enkel inzwischen immer früher. Wir aktivieren damit bei ihnen einen gesunden Selbstschutz. Unlängst hat ein Mädchen im Grundschulalter dieses praktiziert. Als ein Pärchen direkt am Schulzaun versuchte, die Kleine in ihr Auto zu locken, rannte die nicht nur davon, sondern zurück in die Schule und informierte die Lehrer. Die Polizei nahm das Pärchen kurz darauf fest.

Dennoch wäre es falsch, unsern Enkeln ihr Umfeld zur absoluten Gefahrenzone zu erklären: Die Nachbarin ist heuchlerisch, die Bäckersfrau verzählt sich absichtlich bei der Herausgabe des Wechselgeldes, die Lehrerin ist ungerecht, die Mitschüler frech und unerzogen, Vater oder Mutter stümperhaft in der Erziehung.

Wer andern immer nur Schlechtigkeit unterschiebt und sogar darauf lauert, wird stets Gelegenheit finden, dies zu belegen. Schließlich hat sich die Bäckersfrau, das war noch zu D-Mark Zeiten, einmal um zwei

Pfennig geirrt und die Lehrerin damals, als Omas Lieblingssohn noch zur Schule ging, den Jungen ungerechterweise beschuldigt, vorlaut gewesen zu sein.

Wenn wir unsern Enkeln beibringen, nur auf das Schlechte zu achten und solches im Gedächtnis zu speichern, erziehen wir kleine Pessimisten, die später zu großen werden und Misstrauen zu ihrer Lebensmaxime wählen. Wir vergällen ihnen die Freude am Leben, zerstören jeglichen Optimismus und alle Hoffnung gleich dazu. Wir machen aus Pessimisten passive Menschen, die gar nichts anderes als Misserfolg erwarten, die davon ausgehen, dass jede Erfahrung nur noch Schlechteres bringen wird. Solche Haltung wirkt sich dann im Job genauso aus wie in der Partnerschaft und dem Familienleben.

Wollen wir das? Bestimmt nicht!

Lassen Sie uns deshalb optimistisch und zuversichtlich in die Zukunft blicken. Werden wir Ermutiger für unsere Kinder und Enkel.

Übrigens: Sauerkraut schmeckt hervorragend, wenn man es roh verzehrt, mit ein bisschen Zwiebeln, geriebenem Apfel und ein paar Tropfen Öl.

EIGENLOB DUFTET

Um fremden Wert willig und frei anzuerkennen, muss man eigenen haben.
Arthur Schopenhauer

Wann haben Sie sich das letzte Mal gelobt? Ja, Sie lesen richtig: Wann haben Sie *sich* das letzte Mal *selbst* gelobt? Eigenlob stinkt, werden Sie uns jetzt antworten, denn das haben Ihnen Ihre Eltern schon von frühester Kindheit an beigebracht. Wer sich selbst lobte, galt als unbescheiden und eingebildet. Also mussten wir immer darauf warten, dass es andere für uns taten. Wir machten uns damit abhängig von ihnen und ihrer Meinung über uns. Und waren verletzt und verunsichert, wenn unsere guten Leistungen unbemerkt blieben. Weil immer nur dieselben gelobt wurden, fühlten wir uns ausgegrenzt und glaubten, unsere Leistung sei nichts wert.

Jeder Mensch ist angewiesen auf Lob und Ermutigung, wie Blumen aufs Wasser. Sie verwelken, wenn wir ihnen die Vase mit dem lebensspendenden Nass verweigern. Unser Gemüt verkümmert, unser Selbstwert geht gegen Null, wenn uns niemand sagt, dass wir etwas gut gemacht haben, etwas können, das andern nutzt.

Darum ist es kein Fehler und keine Schwäche, auch kein charakterlicher Makel, wenn wir uns selbst loben. Selbstlob sollte eine ehrliche Analyse sein. Ein Auflisten dessen, was uns gut gelungen ist und ein ehrliches Benennen jener Dinge, an denen wir noch arbeiten müssen. Über das, was uns immer besser von der Hand geht, dürfen wir uns freuen und selbst belohnen. Vielleicht mit einem Theaterbesuch oder einer Reise, einem neuen Kleidungsstück oder was Ihnen sonst so einfällt. Auf jeden Fall dürfen Sie sich freuen.

Selbst*lob* potenziert sich in solchem Fall zu einem gesunden Selbst*wert*. Wer um seine eigenen Stärken und Schwächen weiß, wird barmherzig auf seine Mitmenschen blicken. Dem fällt es nicht schwer, andere zu loben, aufrichtig zu loben.

Aufrichtig loben ist das Gegenteil von Schmeichelei oder Höflichkeit. Unsere Kinder und Enkel gehören zu den Menschen, die unser Lob dringend brauchen, unsere wirkliche Anerkennung. Geben kann sie aber nur der, der seinen eigenen Wert kennt und sich über seine eigenen Leistungen freuen kann, ohne angeberisch zu werden.

Also nicht vergessen, loben Sie sich von heute an täglich selbst!

UMWEGE SIND CHANCEN

Verbringe nicht die Zeit mit der Suche nach einem Hindernis. Vielleicht ist keines da.
Franz Kafka

Viele von uns haben erfahren, das Leben bringt Hindernisse und Tiefschläge. Wir sind gewohnt, dass der Weg zum Erfolg mit Rückschlägen gepflastert ist. Ängstlich wird bei der Frage nach dem eigenen Ergehen auf Holz geklopft. Ja, wir erwarten sogar, dass etwas geschehen wird. Und wenn es geschieht, reagieren wir fast erleichtert, es musste ja so kommen. Nun scheint alles wieder im Gleichgewicht, nach dem Guten kam das Schlechte.

Diese vermeintliche Ausgewogenheit gibt uns ein Gefühl der Normalität. Denn wer nicht jammern kann, wird unglaubwürdig, nicht für voll genommen. Wer nichts zu klagen hat, ist außen vor. *Lerne klagen, ohne zu leiden*, drehten wir Studenten das bekannte Sprichwort um. Daraus besteht nun mal das Leben, aus Höhen und Tiefen. Wer hoch hinaus will, begibt sich in Gefahr, sehr tief zu stürzen. Darum sollte jeder achtsam sein, dass die Pferde nicht mit ihm durchgehen, die Bäume nicht in den Himmel wachsen. Diese und ähnliche Sätze prägen unser Denken.

Da bekommt die Enkelin die Zulassung für ihr Traumstudium, jetzt kann sie hoffnungsvoll in die Zukunft blicken. Einziges Hindernis, so meint Oma, sei der Umstand, dass die Enkelin vom Dorf in eine weit entfernte Großstadt ziehen muss. Während die Enkelin im Umzug die Chance ihres Lebens erkennt, ist es für Oma das Schlechte vom Guten. So wird eine falsche Ausgewogenheit konstruiert.

Mancher wurde, was er wurde, weil sich das vermeintliche Hindernis als Katapult auf einen viel besseren Weg erwies. Kurt Masur wollte eigentlich Organist werden, jedoch war der kleine Finger der rechten Hand nicht mehr streckbar, was eine Karriere als Musiker ausschloss.

Das Hindernis wurde zur Umleitung in eine viel größere Laufbahn: Sein Instrument wurde das ganze Orchester und er ein weltberühmter Dirigent.

Dennoch, manches geht glatt, ganz ohne Schwierigkeiten und Hindernisse. Das gibt es. Hüten wir uns, Schwierigkeiten zu sehen, wo die junge Generation vertrauensvoll neue Pfade betritt. Seien wir keine Bedenkenträger, wenn unsere Enkel einen neuen Lebensabschnitt beginnen, in eine WG ziehen oder ins Ausland. Lassen wir ihnen diese Chancen und machen wir Mut. Bleiben wir in Verbindung und sagen wir, falls sie vor einem vermeintlichen Hindernis kapitulieren wollen: Das ist kein Hindernis, das ist nur eine neue Herausforderung.

WIR ALS WITZFIGUR

Die schwierigste Turnübung ist immer noch, sich selbst auf den Arm zu nehmen.
Curt Goetz

Stellen Sie sich Folgendes vor: Sie haben sich geweigert, obwohl Kinder und Enkel sie darauf hinwiesen, einen Schirm einzustecken. Der Schauer kam ausgerechnet in dem Moment, als Ihnen der Bus vor der Nase wegfuhr. Da Sie nur in Strickjacke aus dem Haus gegangen waren, durchnässte Sie der Regen im Nu und Ihre frische Föhnwelle sah nicht mehr nach dem aus, was es sie gekostet hatte. Alles in allem, ärgerlich.

Jetzt hätten Sie zwei Möglichkeiten: Sie kommen heim, schauen den Rest der Familie griesgrämig an und keifen: Sagt jetzt nichts! Oder Sie kommen heim und rufen: Ich war gar nicht beim Friseur, ich war im Schwimmbad, leider hatte ich keine Badesachen dabei und der Föhn war auch kaputt! Das wäre dann Selbstironie, die alle Vorwürfe der andern im Keim erstickte.

Unsere Enkel könnten lernen, dass auch ältere Menschen die Folgen tragen müssen, wenn sie nicht auf andere hören. Aber dass sie es in Würde tun und nicht die Schuld auf andere abwälzen und ihnen die Verantwortung zuschieben. Wie erleichtert wären die Enkel, könnten sie miterleben, dass Oma oder Opa weder perfekt sind noch Jammerlappen, wenn ihnen so ein Klops passiert.

Missgeschicke gehören zum Leben, wie Fehler oder Schwächen. Der Umgang damit, das ist der Dreh- und Angelpunkt von allem.

Suchen wir eine windige Entschuldigung, vertuschen wir unser Fehlverhalten oder bringen wir es offensiv zur Sprache? Ein befreiendes Lachen kann solche Situationen schnell entkrampfen. Wer über sich selbst lachen kann, der ist weder egoistisch noch narzisstisch. Der hat ein gesundes Verhältnis zu sich selbst und seinem Umfeld gefunden.

TOLERANZ ODER HALSSTARRIGKEIT

Fordere viel von Dir selbst und erwarte wenig von andern. So wird Dir viel Ärger erspart bleiben.
Konfuzius

Das Wort Toleranz dominiert unsere Zeit. Durch Toleranz funktioniert unser gesellschaftliches Zusammenleben. Toleranz bedeutet nicht, dass ich dieses oder jenes unbedingt gut finden muss und für mich nachahmenswert. Toleranz heißt, Menschen, die Familie anders leben als wir oder eine Religion ausüben, mit der wir nichts anfangen können, zu respektieren und nicht zu verlangen, dass sie so leben, wie wir es gewohnt sind. Genauso können wir verlangen, dass unser Lebensstil von ihnen toleriert wird. Im Großen und Ganzen funktioniert das tolerante Zusammenleben in unserm Land.

Doch manchmal hapert es bei den Generationen. Die unterschiedlichen Erwartungen, verbunden mit einer niedrigen Toleranzschwelle, werden zum generationenübergreifenden Problem.

Da grollt der Großvater, weil ausgerechnet unter seinem Fenster Fußball gespielt wird, und regt sich die Nachbarsfamilie auf, weil Opa stets spät abends den Fernsehton überlaut aufdreht, bis das Baby zu schreien beginnt.

Da finden Großeltern, wenn sie schon das Studium des Enkels finanziell unterstützen, dürfen sie erwarten, dass er studiert, was sie wünschen.

Oder sie setzen die Kinder unter Druck, sich ständig nach den ihnen richten zu müssen. Und tragen das Mantra, dass Älteren Ehrerbietung gebührt als eine Art Schild vor sich her. Sie dürfen fordern, die andern müssen handeln. Und beweglich sein. So machen sich Großeltern zu unbeweglichen Majestäten, die man zwar respektiert, aber nicht liebt und zu denen man nur geht, wenn es unbedingt sein muss.

Großeltern, die glauben, sie müssten sich nicht mehr ändern, nicht mehr an sich arbeiten, befinden sich total auf dem Holzweg. Der weise Konfuzius sieht es vollkommen richtig: Wer sich einer Veränderung verweigert, zieht Ärger auf sich. Großeltern verärgern mit Halsstarrigkeit Kinder und Enkel gleichermaßen. Man wird sie meiden und ausgrenzen. Denn die Taktik, von andern mehr zu fordern, als man selbst zu geben bereit ist, wird sogar schon von kleinen Kindern durchschaut und ausgesprochen. Solche Großeltern kriegen dann unbequeme Wahrheiten um die Ohren gehauen. Großeltern, die zurückstecken können und mit ihren Forderungen vorsichtig sind, werden geliebt und geachtet. Darum: seien Sie tolerant mit Ihren Kindern und Enkeln. Man wird es Ihnen danken und Gleiches mit Gleichem vergelten.

BAUMPFLEGER

Auch im vornehmsten Stammbaum gibt es hin und wieder Astlöcher.
Werner Mitsch

Mancher Ast wurde nur deshalb vom Stamm entfernt, weil er im Wege war. Er war zwar gesund, trug Blätter und Früchte, jedoch blockierte er den Raum oder die Ästhetik. Übrig blieb nur das Astloch, als stummer Beweis dafür, dass dieser Baum ursprünglich anders gewachsen war. Nachdem wir uns inzwischen der Bedeutung jedes Baumes bewusst geworden sind, entfernen wir Äste nur noch bei zwingenden Gründen. Unser Umweltbewusstsein ist inzwischen gewachsen und die Sensibilität, was Bäume betrifft, mit. Unsere Vorfahren kannten die Bedeutung der Bäume als Sinnbild für Wachstum und Ernte. Eine Sippe glich darum einem Baum, dem Stammbaum. Die Alten bildeten die Wurzel oder den Stamm, ihre Nachkommenschaft die Krone. Je verzweigter diese Krone war, desto zahlreicher war die Nachkommenschaft. Am liebsten waren natürlich solche Nachkommen, die sich im Sinne der Familie verhielten.

Baumpflege ist eine kleine Wissenschaft. Wer sich darin nicht auskennt, kann den Baum verstümmeln. Im schlimmsten Fall geht er sogar ein. Wer einen Baum geschickt beschneidet, freut sich im Herbst über eine gute Ernte.

Wer in einer Sippe nicht konform ist, wird im übertragenen Sinn zu einem *Astloch*. Totgeschwiegen, Namen, die man nur hinter vorgehaltener Hand erwähnt. Namen, die man in der Familienchronik unterschlägt, weil sich die Träger auf irgendeine Weise nicht richtig verhalten oder verhielten. Vielleicht haben sie Geld verspielt, die falsche Frau, den falschen Mann geheiratet, sind der Familienlinie untreu geworden, machten sich strafbar oder schändeten auf andere Weise die Familienehre.

Oft aber haben sie gar nichts Schlimmes, Spektakuläres oder Verdammenswertes getan, sondern sind nur ihrem eigenen Denken und Wollen gefolgt. Und das reichte, sie auszugrenzen.

Vielleicht sind Sie ja selbst so ein *Ast*, der entfernt wurde, weil er nicht bereit war, sich in die Familienherde einzureihen.

Manchmal schert ein Kind aus und geht seine eigenen Wege. Was dann tun? Zwingen oder erpressen sind keine akzeptablen Wege, so nach dem Motto: Solange du die Füße unter meinen Tisch stellst, hast du zu tun, was ich dir sage! Damit stoßen wir solche Kinder auf Abwege. Sollte Ihnen dieser Fehler unterlaufen sein, wäre es an der Zeit, durch ein Gespräch Missverständnisse aus dem Weg zu räumen, damit ein Familienmitglied im Abseits wieder als vollwertig gelten kann, auch wenn es anders lebt als der Rest der Familie.

Ihre Aufgabe, liebe Großeltern ist es außerdem, darauf zu achten, dass keines Ihrer Enkel zum *Astloch* wird.

UMWELT- UND ANDERE SÜNDEN

Wenn wir nicht fähig sind, aus der Vergangenheit zu lernen, dann spielen wir mit der Zukunft.

Der Klimawandel beschäftigt nicht nur die Politik. Bis in unsern Alltag merken wir die Auswirkungen der Erderwärmung, die Jahreszeiten verschieben sich und die Starkwetterereignisse nehmen zu. Parteien und Vereine mahnen daher ein Umdenken bei unsern Lebensstrukturen an. In Supermärkten und Kaufhäusern gibt's keine Plastiktüten mehr, das Wort von der Nachhaltigkeit macht die Runde. Nicht nur für die Eisbären, die wegen der abschmelzenden Pole in ihren Lebensräumen bedroht sind, sondern vor allem für die nachfolgende Generation, unsere Enkelkinder, müssen wir die Fehler der Vergangenheit korrigieren.

Wozu nicht nur die Klimaveränderung gehört.

Auch aus unseren eigenen Fehlern dürfen wir lernen und die junge Generation daran teilhaben lassen.

Dazu allerdings müssen wir darüber sprechen. Vielleicht hat Opa sich vor vielen Jahren im Jähzorn dazu hinreißen lassen, in seiner Firma übereilt zu kündigen und ist danach beruflich nie wieder so recht auf die Beine gekommen. Oder er wurde sogar mal straffällig und saß eine Zeitlang im Gefängnis. Oder Oma hat sich als junge Mutter von ihrem Ehemann getrennt und ihre Kinder allein großgezogen. Es wäre für die Enkel gut, wenn sie ihnen davon erzählen könnte. Von ihrem Mut und Versagen, den Schwierigkeiten und was sie daraus gelernt hat.

Es geht nicht nur um Schuld oder Versagen, wenn die Älteren aus der Vergangenheit erzählen. Auch Erfolge dürfen zur Sprache kommen. Wie viel Kraft und Entschlossenheit es brauchte, um die Karriere voranzubringen. Wie Opa es angestellt hat, sich zum Geschäftsführer seiner Firma emporzuarbeiten. Solche Gespräche zeigen der jungen Generation, ob wir Älteren lernfähig waren und sind. Ob wir es wirklich besser gemacht haben, als unsere Eltern und ob wir Ansporn für die Enkel sind, es uns gleichzutun.

Vergangenheit und Großeltern bedeutet für die Enkelgeneration meistens Glorifizierung. Früher war alles besser. Versuchen wir doch einen objektiven Blick auf unsere zurückliegenden Jahre. Nicht mit der Häme jener, die sich verächtlich äußern, dass sie als Kinder auf der Straße spielen konnten und ohne Handys auskamen – das waren die Zeiten, als unsere Eltern noch nicht wussten, dass Plastik Weichmacher enthält, die krebserregend sein können – sondern mit dem Blick eines Analysten. Was war gut, worauf können wir stolz sein, was hätten wir besser machen können? Jede Zeit hatte und hat ihr für und wider. Welche Schlüsse wir daraus ziehen, dass macht die Bewertung aus.

NACHAHMEREFFEKT

Die meisten Kinder hören auf das, was man sagt; einige tun, was man sagt; aber alle Kinder tun, was man selbst tut.
Kathleen Casey Theisen

Machen wir uns nichts vor, unsere Kinder und Enkel haben uns durchschaut! Sie wissen genau, ob wir wahrhaftig sind oder nicht. Was nützt es, den jugendlichen Enkeln einen dozierenden Vortrag über die Schädlichkeit des Rauchens zu halten, wenn man sich dabei eine neue Kippe anzündet? Die wohlgemeinten Worte werden genauso verfliegen, wie der Tabakrauch.

Auch wir Großeltern schauen darauf, ob auf Reden Taten folgen. Ob der Enkel wirklich die Finger von Drogen lässt oder die Enkelin nicht mit jedem dahergelaufenen Typen abhängen muss. Tun, was man versprochen hat, worauf man sich festlegt oder was man neu erkannt hat, darauf kommt es an.

Großeltern, die schon immer von Veränderung redeten, das aber stets auf andere bezogen, werden im Alter kaum Respekt ernten. Ihre wohlmeinenden Ratschläge verpuffen, man nimmt sie nicht ernst. Einem langjährigen Schürzenjäger nimmt keiner noch so ernstgemeinte Worte über den Wert der Treue ab. Und wenn so einer sich über Sohn oder Enkel aufregt, die in dieser Weise nur in seine Fußstapfen getreten sind, erntet er Hohn und Spott.

Bevor wir also den Kopf schütteln darüber, was uns bei der Enkelfamilie so auffällt, sollten wir uns fragen, ob nicht wir es waren, die das Fundament dazu gelegt haben.

Denn die Kinder machen uns alles nach.

Auch dann, wenn sie lautstark verkünden, manches anders handhaben zu wollen, wie die Eltern. Auch unsere Kinder können nicht aus ihrer Haut und leben nach dem Muster ihrer Vorfahren. Das ist vielfach ein Grund für Freude und Stolz, manchmal aber auch für Ärgernis. Verinnerlichen wir das Wissen darum, dass unser Tun die Grundlage für ihr Tun ist, werden wir weise. Wir agieren zurückhaltender und vorsichtig. Denn uns ist klar, das Leben ist ein Prozess. Lebenslang sind wir gezwungen, aus unseren Erfahrungen zu lernen. Hoffentlich haben wir die richtigen Schlüsse daraus gezogen und sind bereit abzuwarten, dass auch unsere Kinder soweit kommen.

SELBSTBESTIMMT

Eltern können lediglich gute Ratschläge geben – oder den richtigen Weg weisen. Seinen endgültigen Charakter prägt der Mensch aus eigener Verantwortung.
Anne Frank

Als Anne Frank diese Worte schrieb, war sie ein Teenager im Versteck, ihre räumlichen Entfaltungsmöglichkeiten sehr begrenzt. Sie musste ihr Zimmer mit einem fremden Mann teilen, der ebenfalls gezwungen war, unterzutauchen. Sie verstand sich nicht mit ihrer Mutter, ihre Schwester war als Gesprächspartnerin ebenso wenig geeignet. Alles Bedingungen, unter denen kaum Entwicklung möglich ist. Wer eingepfercht leben muss, unter Angst und Druck, wem sogar die Verantwortung für die tägliche Ernährung genommen wird, wer sich dem beugen muss, was andere für ihn tun können oder nicht, der kann nur ein Schatten seiner selbst werden. Das Schicksal der Familie Frank lag vollkommen in den Händen wohlmeinender Freunde, Annes Eltern lebten vom und im Vertrauen auf sie. In dieser Situation bewahrte sich das Mädchen, dessen Tagebuch weltberühmt wurde, seine innere Eigenständigkeit. Sie wollte Verantwortung für sich übernehmen und nicht alles den Umständen und ihren Mitmenschen in die Schuhe schieben. Hätte sie überlebt, sicher wäre aus ihr eine berühmte Schriftstellerin und Denkerin geworden. Eine unabhängige dazu.

Vielleicht sollten wir uns dieses junge Mädchen zum Vorbild nehmen, und uns der Verantwortung für unseren eigenen Weg bewusst werden. Auch rückschauend. Nicht die Eltern oder Systeme sind vorrangig daran schuld, dass aus uns etwas wurde oder nicht, sondern wir tragen die Verantwortung. Verantwortung für unsere Entscheidungen und unser Tun. Wer Verantwortung übernimmt, wird fähig zur Veränderung. Auch wenn sich nachträglich nichts mehr ändern lässt, können wir manche Erfahrung unter veränderten Aspekten betrachten. Können uns fragen, was das Schlechte uns gelehrt hat und das Gute in uns verändern konnte. Gutes darf Dankbarkeit erzeugen, Schlechtes müssen wir in unsern Lebenslauf integrieren, dann kommen wir zu innerer Ruhe und werden weise.

Die Familie Frank wurde verraten und von den Nazis ins Vernichtungslager deportiert. Nur der Vater überlebte. Dank eines glücklichen Zufalls wurde Anne Franks Tagebuch unter all dem Zeug, das man bei der Durchsuchung des Verstecks zum Müll geworfen hatte, gefunden. Wir empfehlen Ihnen, dieses Buch zu lesen. Sie erfahren auf eindrucksvolle Weise, wie ein junges Mädchen im Gespräch mit einer fiktiven Freundin versucht, sich Klarheit über das Leben und seine persönlichen Ziele zu verschaffen.

Helfen Sie Ihren Enkeln, verantwortungsvolle Menschen zu werden, indem Sie selbst welche sind!

VOM STANDPUNKT ZUM KOMPROMISS

Angesichts eines Widerstandes, der unmöglich zu brechen ist, ist Sturheit eine dumme Haltung.
Simone de Beauvoir

Wie kompromissfähig sind Sie? Das Miteinander funktioniert nun einmal nur, wenn jeder auf den anderen zugeht oder alle ein wenig zurückstecken. Nun gibt es ja in jedem Umfeld solche, die sich stur stellen, die nie zurückstecken. Wenn einer, um des lieben Friedens willen, immer wieder bereit ist, anderen den Vortritt zu lassen, scheint es eine eindeutige Gewinner-Verlierer-Situation zu sein.

Vor vielen Jahren begegneten sich auf einer schmalen Brücke einmal zwei stadtbekannte Männer, die sich nicht ausstehen konnten. Ich gehe keinem Esel aus dem Weg!, rief der eine schon von weitem aufgebracht, aber ich tue das gern!, erwiderte der andere, trat zur Seite und ließ den Wüterich vorbei. Es ist doch wohl eindeutig, wer hier Größe besaß, oder?

Glauben Sie darum nicht, Nachgiebigkeit sei ein Zeichen von Schwäche, das Beharren auf einem Standpunkt ein Zeichen der Stärke. Leichter haben es im Leben auf alle Fälle die, die in der Lage sind, Standpunkte zu überdenken und Kompromisse einzugehen.

HAFTBARMACHEN

Worten muss man argwöhnisch gegenüberstehen, denn sie können sich in Käfige verwandeln.
Viola Spolin

Wahrhaftige Menschen sind vorsichtige, abwägende Menschen. Wahrhaftige Menschen achten genau darauf, was sie sagen, wohl wissend, dass ihnen ihre Worte und Versprechungen sonst auf die Füße fallen können.

Was wollte der Großvater nicht alles für den Enkel tun, als der noch keine vier Wochen alt war. Ein Moped sollte der Junge bekommen und später das Sparbuch, das nach Opas Worten bei seiner Geburt angelegt worden war. Und als das Kind dann alt genug war, keine Rede mehr davon. Das Moped hatte Opa nicht mehr auf dem Schirm und ein Sparbuch gab es nicht.

Oder Oma versichert ihrer besten Freundin am Telefon wortreich, ihre Kinder könnten jederzeit auf sie zählen. Als sie eine halbe Stunde später gefragt wird, ob sie morgen Abend einhüten könnte, weigert sie sich. Großeltern, die auf ähnliche Weise handeln, verhalten sich unwahrhaftig. Hätten sie geschwiegen, machte ihnen niemand einen Vorwurf, dass weder Moped noch Sparbuch vorhanden sind und Oma löste keinen Ärger aus, weil sie eine Anfrage aufs Babysitting negativ beschied.

Versprechen Sie darum nichts, was Ihnen hinterher wieder leidtun könnte. Lassen Sie sich nicht zu geschwollenen Äußerungen hinreißen, die Sie in Schwierigkeiten bringen könnten. Es ist nicht schön, wenn einem hinterher gesagt wird, man mache nur große Worte.

Bedächtigkeit sollte daher eine angestrebte Eigenschaft der Großeltern werden. Langsam zum Reden sein, langsam sein, wenn es um Versprechen geht. Vielleicht, statt zu reden, sich eher das Handeln angewöhnen?

SCHLÜSSELPOSITION

Der Einfluss eines guten, hilfreichen und hoffnungsvollen Charakters ist ansteckend und kann eine ganze Stadt verwandeln.

Ersetzen wir bei diesem Zitat das Wort *Stadt* durch *Familie*, so merken Sie schnell, worauf wir hinaus wollen. Familien brauchen ein Mitglied mit Einfluss. Jemanden, auf den man hört, der weiß, wo es langgeht, der ein gerechtes Urteil sprechen kann, dessen Schlüsse klug sind. Jemanden, der nicht so tut, als ob, sondern, der tut, obwohl – alle dagegen sind, er sich aber seiner Meinung gewiss ist. Ein Mensch, der es nicht nötig hat, auf der Schleimspur, die andere gelegt haben, zu rutschen. Sondern der in der Lage ist, eigene Spuren zu hinterlassen. Jemand, in dessen Fußstapfen zu wandeln, es sich lohnt. So jemand kann eine ganze Familie beeinflussen, Kinder und Kindeskinder.

Nur Vorbild macht Erziehung, dozierende Vorträge haben noch keinen Menschen geändert. Wenn einer aber lebt, was er sagt und nicht nur sagt und nicht lebt, wird sein Einfluss stets größer und der Respekt auch. So zu werden oder zu sein, ist gewiss eine harte Aufgabe. Aber eine, die anzugehen, sich lohnt.

THEORIE UND PRAXIS

Ich kann keine Weisheit erlangen, ohne das Leben zu leben.
Dorothy Mc Call

Die Welt hat genug Theoretiker hervorgebracht, auf jedem Fachgebiet. Am krassesten kommt das in der Politik zum Ausdruck. Beispielsweise, wenn sich Sozialpolitiker zu sozialen Themen des Alltags äußern, klingt das manchmal, als spräche ein Blinder von der Farbe. Aber nicht nur Politiker theoretisieren gerne. Großeltern tun das auch. Das nennt man dann Besserwisserei und die kommt gar nicht gut an. Sogar Kindergartenkinder merken, ob Opas Ratschlag Kakofonie ist.

Dabei kommt es überhaupt nicht darauf an, ob wir für alles eine Lösung wissen. Es gibt nicht immer *die* Lösung oder überhaupt eine Lösung. Oft reicht es schon, wenn wir anwesend sind, zuhören, dem Kind über den Kopf streichen oder es fest in den Arm nehmen. Denn wir können nicht wirklich nachempfinden, was es bedeutet, wenn der lange Kerl aus der Oberstufe nur darauf lauert, den Kleinen zu verdreschen. Da nützen kluge Ratschläge wenig. (Natürlich sollten Eltern in solchem Fall eingeschaltet werden.) Aber platte Worte sind fehl am Platze, wenn die Kinder mit solchen oder ähnlichen Problemen kommen.

Unsere Enkel ernst zu nehmen in ihrem Kummer, wäre mal ein erster Schritt. Ihnen zuzugestehen, dass es nicht leicht ist, manchen Konflikt zu lösen oder den ersten Liebeskummer zu überstehen, ein zweiter. Trösten, ermutigen kann aber nur, wer selber die Tiefen von Kummer kennt und wer für sich Mechanismen gefunden hat, mit Problemen und Kummer fertig zu werden. Ein *wird schon*, damit ist es nicht getan. Vielleicht wäre die Frage: Wie kann ich dir helfen?, die passendere?

Ohne Praxis gibt es keine Theorie. Ohne die richtigen Schlüsse kann ich mein Leben nicht aufarbeiten oder Erlebnisse verarbeiten. Schlussendlich: Ich kann keine Weisheit erlangen, ohne das Leben zu leben.

AM ENDE DES TUNNELS

Eine Zeitlang zurückzublicken tut den Augen wohl und lässt sie um so wacher werden für ihre eigentliche Funktion: nach vorne zu schauen.
Margaret Fairless Barber

Weil für gewöhnlich die zurückgelegte Lebenszeit länger ist, als die vor uns liegende, schauen wir lieber zurück. Das, was hinter uns liegt, können wir überblicken, einordnen, beschreiben. Wir sind meistens in der Lage, die richtigen Schlüsse daraus zu ziehen. Viele formulieren aus all ihren Erfahrungen sogar Lebensweisheiten: Sorge für deine Rente vor, mache dich nicht abhängig, bei Kindern musst du klare Ansagen machen, usw.

Zurückblicken bedeutet für die einen Schmerz, für andere Verklärung. Je nachdem, wie wir veranlagt sind, wird das Fazit ausfallen. Für das, was gut gelaufen ist, können wir dankbar sein. Bei allem anderen können wir froh sein, dass wir es überlebt oder überstanden haben. Selbstbewusst dürfen wir nun mit Blick auf die Zukunft leben. Diese Blickrichtung gibt uns Frische und Kraft, macht optimistisch und schenkt uns eine gewisse Jugendlichkeit. Weil wir noch etwas vom Leben erwarten, vernünftige Zukunftspläne schmieden und so in einer Reihe mit jungen Menschen stehen.

Wer nach vorne blickt, hat weder Zeit zum Jammern noch zu Nörgeln. Nachvorneblicker sind auf angenehme Weise mit sich und ihrem Tun beschäftigt. Sie brauchen dabei gescheiten Austausch und haben keine Zeit, andere schlecht zu machen.

WIR SIND WER

Mache dich zum Segen für einen anderen. Dein Lächeln oder dein Schulter-klopfen kann einen anderen vom Abgrund zurückholen.
Carmelia Elliott

Es gibt zwei Arten von Trost und Ermutigung. Die eine, schlimme ist, *das wird schon wieder*, zu sagen. Sie kennen diese platten Sprüche, *bis zur Hochzeit ist alles wieder gut* und ähnliche. Nein, es gibt Ereignisse im Le-ben, die werden nicht wieder gut. Wenn ein geliebter Mensch stirbt, beispielsweise. Diese Lücke kann niemand schließen. Man kann nur versuchen, mit dieser Wunde zu leben.
Die andere Art von Trost und Ermutigung ist die echte, die hilfreiche. Hilfreich ist es, wenn wir die Last des andern mit auf unsere Schulter nehmen. Wenn die jugendliche Enkelin von ihrer ersten großen Liebe sitzengelassen wurde, dem Mädchen in seinem Schmerz beizupflichten. Ja, es tut weh und der Himmel scheint verdunkelt. Der Daseinssinn erübrigt sich in solchen Augenblicken. Wenn Oma oder Opa dem zu-stimmen, dann ist dem Kind doch vielmehr geholfen als mit *klugen* Sprüchen. Jedoch sind die Großeltern der lebendige Beweis dafür, dass es dennoch weitergehen wird. Dass tatsächlich noch andere Menschen die Lebensbahn kreuzen, für die sich ein neues Liebeswagnis lohnt. Wenn wir Großeltern unsere Enkel ernst nehmen in ihrem, wie auch immer gearteten Kummer, helfen wir nicht nur ihnen, weiterzugehen. Wir helfen gleichzeitig auch uns mit einer versöhnlichen Sicht auf manches Ereignis in unserm Leben. Es fällt uns wie Schuppen von den Augen, dass vieles, was wir erlebten, uns stark gemacht hat. So stark, dass wir die junge Generation ermutigen können.
Darum: Lächeln Sie, wenn immer Sie daran denken, was Sie alles in der Vergangenheit bewältigt haben. Wer so lächeln kann, dessen Schulter-klopfen wird auf jeden Fall recht verstanden.

NOBODY IS PERFEKT

Mit all der Mühe, mit der wir manche unserer Fehler verbergen, könnten wir sie uns leicht abgewöhnen.
Michelangelo

Kein Mensch ist perfekt, niemand ist vollkommen. Sind es doch gerade diese kleinen Schwächen und Besonderheiten, die jeden Einzelnen so unverwechselbar machen und so liebenswert. Großeltern, die als unfehlbar gelten möchten, machen sich nicht beliebter, sondern, ganz im Gegenteil, unbeliebt. Und nicht nur das, sie wirken steif, hart, unnahbar. Denn nur Veränderung formt den Menschen, angebliche Perfektion verhärtet. Diese Härte, sich selbst gegenüber und seinen Mitmenschen, ist wie ein Panzer. Unangreifbare Menschen sind keine geeigneten Gesprächspartner, denn ein Gespräch lebt vom Dialog. Unangreifbare Menschen dozieren und belehren, theoretisieren. Sie wissen alles und vor allem besser, doch fruchtet ihr Wissen wenig, weil jeder merkt, wie unecht alles ist.

Also nützt es wenig, alle Kraft und Mühe darauf zu verschwenden, eine Wunschfigur zu werden. Meistens handelt es sich dabei nicht um die Wünsche der Kinder und Enkel, sondern unsere eigenen. Weil wir unzufrieden sind mit uns selbst, uns nicht so anzunehmen vermögen, wie wir sind, darum versuchen wir, unsere Schwächen zu verbergen. Wer sich selbst annehmen kann, mit sich im Reinen ist, der lebt damit, dass er nicht perfekt ist. Solche Selbsterkenntnis führt dazu, dass wir mit anderen toleranter umgehen. Wir werden großzügiger und nicht kleinkariert. Wir haben es nicht nötig, überall unsern Senf dazu zu geben, wir mischen uns weniger ein. Das entlastet das Familienklima deutlich und spürbar.

MAßLOSIGKEIT

Lob und Dankbarkeit sind unschlagbare Verstärker. Was auch immer wir loben, verstärken wir.
Sylvia Stitt Edwards

Loben Sie, was das Zeug hält! Ihr Lob stärkt das Selbstbewusstsein der übrigen Familienmitglieder. Werden Sie ein dankbarer Mensch. Auch dankbare Menschen haben Defizite und Niederlagen erlitten, dennoch finden sie an allem etwas Gutes. Und wenn es die Erfahrung wäre.
Richten Sie Ihren Blick bewusst auf das Hoffnungsvolle. Lernen Sie täglich in allem, was Ihnen widerfährt, etwas Positives zu sehen. Niemand kann alles, jeder hat Stärken und Schwächen, erklären Sie das den Enkeln. Bestärken Sie das Enkelkind und zeigen Sie ihm wo seine Stärken liegen und warum solche Stärken einen Menschen zu etwas Besonderem machen.
Verbreiten Sie Hoffnung. Hoffnungsvolle Menschen überwinden jede Schwierigkeit.

EINFLUSSREICH

Du hast keinen Einfluss darauf, wie du sterben wirst und auch nicht wann.
Du kannst nur entscheiden, wie du leben willst, und zwar jetzt!
Joan Baes

Es gibt so vieles im Leben, das wir nicht beeinflussen können, worauf wir aber sofort reagieren müssen. Wir können nicht beeinflussen, ob die Kassiererin im Supermarkt unfreundlich ist oder nicht. Aber wir können mit Höflichkeit reagieren. Wir können nicht beeinflussen, mit welchen Partnern sich unsere Kinder zusammentun, aber wir können unsere Reaktion darauf steuern. Manchmal scheint es, als ob das Leben ohne unser Zutun abläuft und wir irritiert daneben stehen. Ereignisse überschlagen sich, die Jahre ziehen vorbei und unsere Kinder werden groß. Ehe wir es uns versehen, haben wir Enkel. Eigentlich hatten wir doch noch so viel vor mit unserer Lebenszeit und nun scheint sie fast verronnen, wir meinen, schon das Fähnchen am Horizont zu sehen.

Vielleicht überkommt Sie Wehmut, wenn Sie an Ihre Lebensträume denken. Vielleicht hatten Sie nie Gelegenheit, diese Träume zu verwirklichen. Vielleicht gab es Umstände in Ihrem Leben, die Sie zwangen, jegliches Vorhaben auf Eis zu legen. Solche Defizite machen unzufrieden und letztendlich krank.

Sie haben es in der Hand: Wollen Sie leiden und jammern, eine Last werden für Familie und Umgebung, oder ändern Sie Ihr Denken? Überlegen Sie, welche Wunscherfüllung jetzt noch realistisch wäre. Und machen Sie Pläne, wie Sie es umsetzen können. Von Unrealistischem verabschieden Sie sich besser. Vermutlich werden Sie nicht mehr auf den Mount Everest steigen, wenn Sie noch nie auf einer Bergwanderung waren. Doch medial haben Sie alle Möglichkeiten! Lassen Sie sich Filme und Bücher über die Abenteuer einer solchen Bergbezwingung schenken und seien Sie im Geiste mit dabei. Dann wird aus einem Defizit ein anderes Haben.

Jedoch könnten Sie das Land bereisen, in das Sie vor vielen Jahren eigentlich als Au-pair-Mädchen wollten. Vielleicht ist aus Ihrem Studium an einer Kunstakademie nie etwas geworden – was hindert Sie, jetzt wieder mit malen, modellieren oder Bildhauerei zu beginnen? Schreiben Sie ein Buch, entwerfen Sie Mode oder gestalten Sie Ihre Wohnung um. Der Möglichkeiten sind viele. Wir leben jetzt und heute. Machen Sie sich das bewusst!

DIE WAHREN SIEGER

Manchmal ist es schlechter, einen Kampf zu gewinnen, als ihn zu verlieren.
Billie Holiday

Niemand verliert gerne. Weder im alltäglichen Leben, noch beim Spielen. Setze ein paar Leute um ein *Mensch-ärgere-dich-nicht-Spiel*, und du lernst sie kennen. Besonders dann, wenn's um Verlieren geht. Wenn die Spielfigur genau vor dem Ziel ins Aus geschossen wird und der Spieler wieder von vorne beginnen muss. Dann vergisst sich dieser oder jener schon mal. Wie viel Aggression und Gereiztheit haben wir schon bei Menschen erlebt, von denen wir glaubten, sie seien die Sanftmut und Gelassenheit in Person. So ein Spiel kann wirklich ein Lackmustest sein.

Niemand hat gerne Unrecht. Gerade alte Menschen reagieren beleidigt, wenn sie sich nachweislich auf dem falschen Dampfer befinden. Denn jeder von uns möchte gern im Recht sein. Es ist legitim, dass wir im Innersten das Verlangen haben, Recht zu behalten. Und oft gibt uns das Leben ja Recht in dem, was wir behaupten.

Doch wer stets als Sieger vom Platz geht, könnte am Ende der Verlierer sein.

Wenn wir unsern Kindern und Enkeln immer in alles reinreden, weil wir ja Recht haben, berauben wir eines Erfahrungsschatzes. Natürlich ahnen wir, wie sich diese oder jene Entscheidung auswirken wird, jedoch dürfen wir uns in weisem Schweigen üben.

UNZUFRIEDENHEIT VERSETZT BERGE

Den Fortschritt verdanken wir den Nörglern. Zufriedene Menschen wünschen keine Veränderungen.
Herbert George Wells

Ein Hoch auf die Unzufriedenheit! In diesem Fall, ein Hoch auf die jungen Menschen! Denn wir sitzen doch im gemachten Nest, uns geht es gut, wir haben, was wir brauchen. Darum lieben wir unsere Strukturen und unsern Lebensstil. Wir genießen und finden, es könnte endlos so weitergehen.

Zum Glück gibt es noch die, die sich Veränderung wünschen, die am liebsten alles umkrempeln möchten und uns dadurch in Unruhe versetzen, manchmal sogar in Angst. Angst davor, dass Fundamentales seine Gültigkeit verliert.

Es ist ein ewiger Kampf zwischen den Generationen, ein Kampf zwischen Gleichbleiben und Veränderung. Und mal ehrlich, vor einigen Jahrzehnten waren doch wir diejenigen, die in ihrem jugendlichen Übermut versuchten, die Welt aus den Angeln zu heben. Da waren es unsere Eltern und Großeltern, die uns Einhalt geboten, damit ihre Ordnung nicht auf den Kopf gestellt wurde.

Bremsen wir die Menschen aus, die wieder Bewegung in unser Leben bringen? Ignorieren wir sie? Greifen wir zu unfairen Mitteln? Dann wiederholen wir den Gang der Geschichte und werden genau wie die Generation, der wir damals vorwarfen, miefig und von gestern zu sein. Natürlich sind die meisten Großeltern zu alt, um jede Neuerung bis ins Kleinste zu vollführen. Jedoch ist es wichtig, dass wir die anfeuern, die kreativ sind und deren Ungeduld einem weiteren Fortschritt zum Durchbruch verhelfen kann.

DIE OMA VON HEUTE

Es ist besser, das Alte mit Stumpf und Stiel auszurotten, als ewig zu flicken und nie ein vollkommenes Ganzes zustande zu bringen.
Adolph von Knigge

Kinder hüten, backen, kochen, waschen, putzen, Schularbeiten überwachen, einkaufen, kurz, immer verfügbar sein – und das alles völlig gratis. Erraten, um wen es sich handeln könnte? Um die Großmutter, die Oma von vor fünfzig Jahren. So sind wir heute nicht mehr. Dieses Bild gehört ins Museum. Die Frau mit 50 plus kleidet sich modern und läuft nicht mehr in einer dunklen Küchenschürze durch die Gegend, sie trägt das Haar schick gestylt, hat einen Job und einen gut gefüllten Terminkalender, worin sich auch noch ein Plätzchen für das Enkelkind findet. Die Großmutter von heute ist gut vernetzt, sie skypt, twittert und hat WhatsApp. Sie braucht Zeit für sich und ist nicht bereit, sich bis zur Erschöpfung aufzuopfern.

Die Oma von heute ist keine verbrauchte, vom Leben gezeichnete alte Frau mehr, die sich so dahinschleppt.

Generationenbeziehungen gelingen nur, wenn das alle in Omas Umfeld begreifen und akzeptieren.

Natürlich ist so eine Oma auf die eine Art unbequem. Weil der Rest der Familie nicht gedankenlos über sie verfügen kann. Vergessen, das Hemd des Gatten zu bügeln? Oma macht das schon. Das Baby hat die Windeln voll? Oma macht das schon. Der Sohn muss vom Kindergarten geholt werden? Oma macht das schon? Eben nicht. Oma macht das nicht mehr *schon*. Denn Oma hat ihrerseits auch ein Leben, ein eigenes nämlich.

Oma ist nicht mehr Laufbursche, Dienstmädchen und Köchin in einem. Oma gehört zur neuen Generation der Großmütter, die in schicken Leggins und Minirock daherkommen, die noch gesund und munter (meistens jedenfalls) durch die Gegend springen und nicht auf die

Gunst ihrer Kinder und deren Zuneigung angewiesen sind. Nein, diese Großmütter sind keine Egoisten, die nur an sich und ihr eigenes Wohlergehen denken. Sie freuen sich über Enkelkinder und haben auch nichts dagegen, *Oma* gerufen zu werden. Nur verwahren sie sich, dass jedermann, vor allem die Eltern der Enkel, über sie verfügen, als seien sie unfähig, ihre Zeit alleine zu managen. Sie lassen sich von niemandem mehr ein schlechtes Gewissen einreden, dass sie doch als Oma gewisse Verpflichtungen hätten. Was diese Verpflichtungen ausmacht, bestimmen einzig und allein sie und wer das nicht begreift, wird schnell ein Problem haben. Denn Schluss ist's ab jetzt mit der *Oma fürs Grobe*.

Diese Omas wehren sich dagegen, Lückenbüßer oder Springer zu sein. Und doch sind sie sofort zur Stelle, wenn Not am Mann, bzw., am Kind ist. Aber freiwillig, von sich aus, wenn man versteht, was ich meine. Sie nehmen dazu auch Urlaub oder Überstunden, aber nur, wenn man sie nicht unter Druck setzt.

Meine Güte, was haben sich doch die Zeiten geändert! Omas, die sich wehren. Die selbst bestimmen und sich nicht reinreden lassen. Ob das gut gehen wird? Mit Sicherheit. Denn solche Omas sind für jede Familie ein Schatz, weil sie aktiv sind und nicht passiv herumhocken und sich zum Opfer des Familienrestes machen. Auf diese Weise sind sie kein lästiges Anhängsel, um das man sich kümmern muss, sondern mündige Menschen, die gerne ihren Teil zum Gelingen der Familie beitragen.

GRÜNE PLAKETTE, BLAUE PLAKETTE, ABGAS-NORM

Wir sollten alle Export-Panzer nur noch mit Euro-5-Dieselmotoren ausstatten. Wenn diese Staaten uns dann angreifen wollen, können die nicht mehr in die Innenstädte.
Ha. Maori (@Maori) February 27, 2018.Gefunden bei Twitterperlen

Die Diskussion über die Gefährlichkeit und Vermeidung von Feinstaub in unseren Innenstädten hat mit der Rechtsprechung ihre Richtung bekommen. Dieselfahrzeuge und Innenstädte – das geht ab jetzt zusammen, wie Feuer und Wasser. Ein Gerichtsurteil, das viele von uns direkt betrifft, manchen Unternehmer gar an den Rand seiner Existenz bringen könnte. Wie soll es jetzt weitergehen, fragt sich mancher Autobesitzer, dessen fahrbarer Untersatz plötzlich rapide an Wert verloren hat. Nicht wenige Großeltern fahren ein Auto mit Dieselmotor, damit sie die Entfernung zu den Enkeln kostengünstig überbrücken können.

Das Leben besteht aus Unwägbarkeiten. Was gestern als fortschrittlich galt, wird heute in die Tonne getreten. Verunsicherung und Ärger sind die Folgen. Natürlich haben wir in unserm Leben Meinungen und Trends erlebt, die von heute auf Morgen nicht mehr richtungweisend waren und deshalb in der Versenkung verschwanden. Anderes brauchte Jahrhunderte, bis es sich durchsetzen konnte, wie beispielsweise die Ächtung der Prügelstrafe.

Viele blieben von dem Auf und Ab der verschiedenen Strömungen gänzlich unberührt, weil es sie nicht interessierte oder berührte. Veganes Essen oder das IPhone X. Wir essen, was uns immer schon gut bekam und sind froh, dass wir mit unserm jetzigen Handy zurechtkommen. In solchen Fällen sind wir Herr über unsere Entscheidungen. Entscheiden wir uns dagegen, passiert – nichts. Niemand kann uns zu etwas zwingen, wir finden stets eine Nische oder einen Ausweg. Wir legen fest, wie wir leben wollen und keiner darf dazwischenfunken.

Im Fall des Dieselautos fühlen sich viele plötzlich fremdbestimmt. Ein gerichtlicher Paukenschlag mit schwerwiegenden Konsequenzen. Hier geht es um mehr als Essen oder die Qualität unserer Kommunikation, mit welchem Handy auch immer. Es geht um unser aller Gesundheit, unser aller Zukunft und damit um die nächste Generation. Mit einem Wort: Es geht um Nachhaltigkeit. Oder um eine lebensverlängernde Maßnahme, wenn Sie so wollen. Von diesem Standpunkt aus gesehen, sollte uns das Leben unserer Enkel und unser eigenes schon eine saubere Luft wert sein.

In der *E*dition GroßelternAkademie sind bisher erschienen:

Typisch Oma, typisch Opa?!   Ratgeber für Großeltern. 396
Wir Großeltern von heute   Seiten, 12,99 EUR.
                                    ISBN 9 783749 471973

Das ABC für Großeltern   Von A wie Achtsamkeit bis Z wie
                                    Zurückhaltung über Großeltern-
                                    schaft. 68 Seiten, 3,99 EUR
                                    ISBN 9 783748 120216

Coole Großeltern   „Coole" Großeltern – wie sind
                                    die? 52 Seiten, 3,99 EUR
                                    ISBN 9 783750 403321

Mein liebes Enkelkind   Für 366 Tage, mit einem tägli-
Enkeltagebuch   chen Impulssatz zur Großeltern-
                                    schaft. 11,99 EUR
                                    ISBN 9 783750 461857

Miteinander, füreinander, vonei-   Ratgeber für christliche Großel-
nander   tern, 9,99 EUR
                                    ISBN 9 783751 997324

zu beziehen über den Buchhandel, Amazon oder den BoD-Buchshop.

Weitere Informationen über die GroßelternAkademie unter
www.grosselternakademie.de